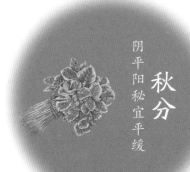

秋分
阴平阳秘宜平缓

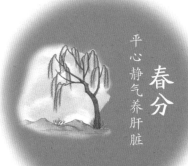

春分
平心静气养肝脏

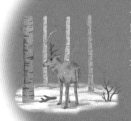

冬至
早睡晚起养阴气

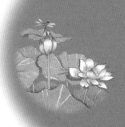

夏至
腠理开泄寒邪侵

关节健康管理手册

史明忠　郑　鹏◎主编

吉林科学技术出版社

图书在版编目（CIP）数据

关节健康管理手册 / 史明忠，郑鹏主编. -- 长春：
吉林科学技术出版社，2024.5
ISBN 978-7-5744-0927-9

Ⅰ. ①关… Ⅱ. ①史… ②郑… Ⅲ. ①关节疾病—防
治—手册 Ⅳ. ①R684-62

中国国家版本馆CIP数据核字(2023)第197975号

关节健康管理手册
GUANJIE JIANKANG GUANLI SHOUCE

主　　编　史明忠　郑　鹏
副 主 编　高　稳　田美玲
出 版 人　宛　霞
策划编辑　朱　萌
责任编辑　钟金女
助理编辑　刘凌含
装帧设计　长春美印图文设计有限公司
制　　版　长春美印图文设计有限公司
幅面尺寸　167 mm×235 mm
开　　本　16
字　　数　200千字
印　　张　12.5
页　　数　200
印　　数　1-5 000册
版　　次　2024年5月第1版
印　　次　2024年5月第1次印刷

出　　版　吉林科学技术出版社
发　　行　吉林科学技术出版社
地　　址　长春市福祉大路5788号
邮　　编　130118
发行部电话/传真　0431-81629529　81629530　81629531
　　　　　　　　　　　81629532　81629533　81629534
储运部电话　0431-86059116
编辑部电话　0431-81629518
印　　刷　吉林省吉广国际广告股份有限公司

书　　号　ISBN 978-7-5744-0927-9
定　　价　45.00元

前言
FOREWORD

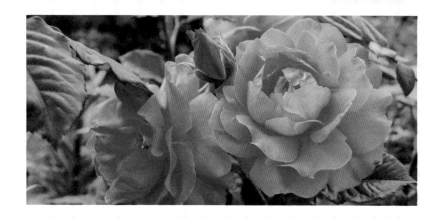

　　关节疾病属于一种临床常见病和多发病，主要包括类风湿性关节炎、痛风、颈椎病、腰椎间盘突出症、肩周炎、滑膜炎等，严重威胁人类的身体健康。近年，随着人们的生活习惯、饮食结构悄悄地发生变化，关节疾病患病率逐年增加。现代医学研究发现，关节患病的根本原因并非骨骼发生了病变，病根是在于软骨等"关节保护系统"丧失对关节的保护能力。因此，针对这类疾病我们可以通过养生、保健、食疗等方式进行防治。

　　一年中，春夏秋冬四时交替，二十四节气在其中循环往复。二十四节气与人们的生活存在着普遍的联系，作为自然界中的一员，我们的五脏六腑、四肢百骸、五官九窍、筋骨皮肉等组织的功能活动也同样受着节气变化的影响。根据二十四节气不同的气候特性，为人们的养生保健提供了现实依据，因此，古往今来的养生家们都十分注重节气养生，并把天人合一的养生观作为不违天时、顺道而行的重要法则。司马迁在《史记·太史公自序》中说："夫春生夏长，秋收冬藏，此天道之大经也。弗顺则无以为天下纲纪。"《黄帝内经》中也说："故阴阳四时者，万物之终始也，死生之本也，逆之则灾害生，从之则苛疾不起，是谓得道。"因此，人们无论是养生还是治病都要遵循天人合一的传统养生理念，顺从四时阴阳节气的变化，懂得如何根据气候的变化，有效保养身体，防御疾病的侵害。

本书通过科普的形式，以二十四节气为主线，分别对节气的气候特点、变化规律，以及关节疾病患者在这个节气里如何顺应时令变化进行起居、运动、情志养生、对各种关节疾病的认知、中医视角、穴位调治等内容做出了既科学、详尽又实用的阐述，用来指导关节疾病患者进行自我健康教育、养生保健和食疗。

本书集科学性、实用性于一体，图文并茂，通俗易懂，都是关节疾病患者在日常治疗和健康保养过程中应该了解的医学常识，对于指导患者在一年中不同节气的饮食、运动、起居与情志调节有一定的意义。

由于编写水平所限，如有不正之处，敬请读者不吝指正。

目 录
CONTENTS

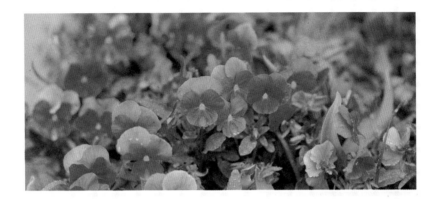

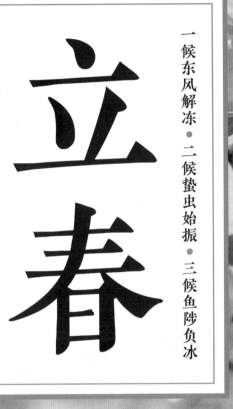

立春

一候东风解冻 · 二候蛰虫始振 · 三候鱼陟负冰

东风解冻 东风代指春风，春天来了，气温逐渐回升，春风吹过，冰雪消融的大地开始变暖。

蛰虫始振 蛰指动物冬眠，藏起来不吃不动；振有抖动、摇动的意思。立春后5日，藏在洞中冬眠的虫类开始摇动，慢慢苏醒，迎接春天的到来。

鱼陟负冰 陟有上升的意思，负是背负、背着。立春后10日，河里的冰开始融化，水面温度升高，鱼从水底向水面游动，此时水面还有没完全融化的碎冰块，像被鱼背着一样漂浮在水面。

【节气概述】

立春一般在每年公历的2月3日、4日或5日，是反映季节变化的节气。《月令七十二候集解》："正月节。立，建始也。""立"

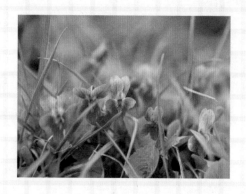

代表开始，"春"代表温暖、生长，表示万物开始有了生气。所以，古时人们都选在立春这一天过节，相当于现在的春节。立春过后，气温开始回升，日照时间和降雨次数也相应增多，对全国大多数地方来说，立春是春天的前奏，立春之后，生机勃勃的春天才算正式来临。

【节气养生】

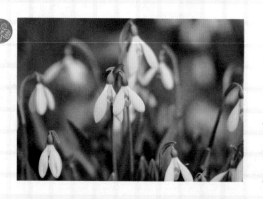

春天是万物复苏的季节，为了适应春天阳气生发的规律，人们应当晚睡一点、早起一些，舒缓形体，以使神志随着春气而舒畅怡然。春季精神养生要力戒暴怒，更忌情怀忧郁。要充分利用、珍惜春季大自然"发陈"之时，借阳气上升，万物萌生，人体新陈代谢旺盛之机，通过适当调摄，使春阳之气得以宣达，代谢机能得以正常运行。虽然到了立春节气，但寒气仍存。中医认为，类风湿性关节炎的发生，除了体质因素之外，外寒侵袭也有一定的关联，寒邪阻络，经络筋骨痹阻，致使关节病复发。研究表明，春季风湿性关节炎的患病率呈大幅上升，因此，立春时也要注意保暖。

【疾病认知】

什么是类风湿性关节炎

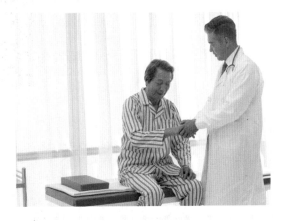

类风湿性关节炎多以急性发热及关节疼痛起病。有数据统计发现，类风湿性关节炎春季易反复。典型表现是轻度或中度发热，多关节炎游走性病痛，受累关节多为膝、踝、肩、肘、腕等关节，常由一个关节转移至另一个关节，病变局部呈现红肿、灼热、剧痛。部分患者也有几个关节同时发病，发作期可出现受累关节酸痛，继而急性发作时可有关节红、肿、热、痛和功能障碍等局部表现，严重时出现关节肿胀、积液、滑膜肥厚及近端指关节的梭形肿胀等症状。由于病情进一步发展，晚期受累关节可出现不同程度的进行性骨骼肌萎缩，从而出现不同程度的功能障碍，并且可能出现多种并发症。

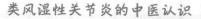 类风湿性关节炎的中医认识

类风湿性关节炎属于中医学的"痹证"范畴。"痹"在古代可以用作病理名词或用于病证命名，在中医文献中有多种不同的含义，痹证的范围很广，包含现代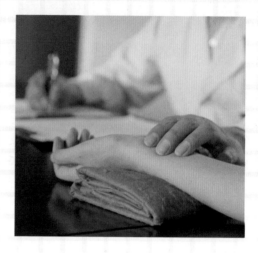医学的多种疾病。中医认为类风湿性关节炎属虚损性疾病，常见的论述有行痹、痛痹、著痹、历节痛、痛风、顽痹、鹤膝风，以及骨痹、肾痹等。《素问·痹论篇》曰："五脏皆有合，病久而不去者，内舍于其合也。"五体内合五脏，痹病日久，可发生五体痹、五脏痹的传变。《素问·痹论篇》云："凡痹之客五脏者，肺痹者，烦满喘而呕；心痹者，脉不通，烦则心下鼓，暴上气而喘，嗌干善噫，厥气上则恐；肝痹者，夜卧则惊，多饮数小便，上为引如怀；肾痹者，善胀，尻以代踵，脊以代头；脾痹者，四肢解堕，发欬呕汁，上为大塞。"本病的发生主要是由于气血虚弱，肝肾亏损，机体抵抗能力下降，反复感受风寒湿邪，正邪相搏，致筋脉痹阻。其基本病机是气血凝滞、骨节失养。其病程缠绵，反复多变，至后期往往因正气日衰，湿瘀蕴结，以致筋伤骨损而造成关节畸形。

【中医调治】

穴位贴敷治疗类风湿性关节炎

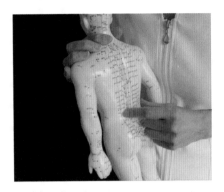

穴位贴敷是一种兼有穴位刺激和药物治疗双重作用的外治方法，中药经皮吸收既可发挥相应药效，又能直接刺激穴位，激发全身经气，实现整体调节，改善机体功能。在取穴上，以大椎穴为主穴，可选用腰背部的膀胱经穴。穴位类型以五脏穴为主，选择膈俞、脾俞有补肝益肾的作用，选择曲池、外关、阳陵泉、足三里能温阳行痹、柔筋定痛，使阳气上下融汇，有助于濡养经脉、通痹消肿，达到表里兼顾、标本兼治的目的，从而有效改善关节肿痛、僵直和局部发热等症状。在用药上，以白芥子、细辛、川乌、红花、没药、乳香居多，以活血化瘀药为主，多归于肝经，药性多温，药味以辛味为主。在类风湿性关节炎的常规治疗下，加以穴位贴敷辅助治疗，可达到一定的效果。

【应时而食】

春属木，与肝相应。在立春养生方面，主要是护肝，可以有目的地选择一些柔肝养肝、疏肝理气的草药和食品，草药可选用枸杞子、郁金、丹参、元胡等，食品则应选择辛温发散的大枣、豆豉、葱、香菜、花生等，灵活地进行配方选膳，可以达到较好的食疗效果。立春的饮食药膳应以"生补"为主，适宜的膳食有首乌肝片、虾仁韭菜、珍珠三鲜汤等，食之有补肝肾、益精血、乌发、明目、温中益气的功效。类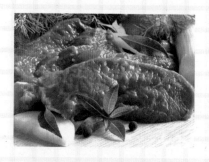风湿性关节炎患者应均衡饮食，适量摄入提高免疫力的食物，参照患者的体质，开展针对性中医饮食辨证施膳。若为气虚血瘀型，需以益气健脾、活血养心为原则，食用益气活血的食物，如牛肉、薏苡仁、鸡肉、山药等；若为寒凝血瘀型，需以辛温通阳、开痹散寒为原则，食用温阳散寒、活血通络的食物，如韭菜、桃仁、羊肉、山楂、大蒜等，减少食用生冷寒凉的食物，如苦瓜、菊叶等。

【药膳厨房】

韭菜虾皮炒鸡蛋

原料：韭菜1把，鸡蛋2～3个，虾皮、盐、姜末、味精、植物油各适量。

做法：韭菜洗净、切小段，鸡蛋破壳后打匀蛋液。炒锅上火，倒入植物油。植物油烧温热后，放入虾皮煸香，倒入打匀的蛋液，待鸡蛋炒得稍有固定形状后将韭菜段倒入。煸炒一阵后加盐、姜末、味精，再翻炒均匀即可。

功效：滋肝养血，生发阳气。韭菜辛温发散，有助于人体阳气生发、舒畅；鸡蛋养血。

类风湿性关节炎检查结果

项目	检查数值	正常值	临床意义
C反应蛋白（CRP）		<8.2mg/L	CRP对判断炎症程度和治疗效果有较大意义。类风湿性关节炎活动期，C反应蛋白可升高，升高率达70%~80%，经治疗病情缓解，C反应蛋白则下降
类风湿因子（RF）		<20U/mL	RF是类风湿性关节炎的诊断标准之一，但并不具有特异性，健康人群亦有5%为阳性，因此需结合临床表现综合考虑
血沉		<20mm/h	80%左右的类风湿性关节炎患者，在活动期血沉增快。患者病情恢复时，血沉下降
抗链球菌溶血素"O"（抗O或ASO）		<200IU/ml	类风湿性关节炎抗O一般不高，但90%的活动性风湿性关节炎抗O价效增高，常用于两者急性炎症期的鉴别诊断

痛风检查项目

项目	检查数值	正常值	临床意义
血尿酸（UA）		男性：150~380 μmol/L 女性：100~300 μmol/L	一般来说，血尿酸值越高，持续时间越长，痛风发作的可能性越大。血尿酸值与临床症状严重程度不一定成正比，血中尿酸水平的高低，与所患的痛风严重程度未必是一致的
尿尿酸（UUA）		1.5~3.57mmol/24h	尿尿酸反映肾小管对尿酸的重吸收和分泌功能，临床上用于判断高尿酸血症是由于尿酸生成过多还是尿酸排泄减少

请记录
身体各项指标的测量结果

单位/指标	记录周期														
	1	2	3	4	5	6	7	8	9	10	11	12	13	14	15
请填写　体　重　记　录															
千克															
请填写　BMI计算结果															
数值															
请勾选　饮　食　记　录															
过饱															
正常															
不足															
请勾选　运　动　记　录															
过量															
正常															
不足															
请勾选　情　绪　记　录															
开心															
正常															
忧伤															

注：BMI是体重指数。BMI（kg/m²）=体重（kg）/[身高（m）×身高（m）]，成年人BMI的正常值在18.5～23.9之间，BMI<18.5是偏瘦，24≤BMI<28是偏胖，28≤BMI≤32是肥胖，BMI>32是过度肥胖。

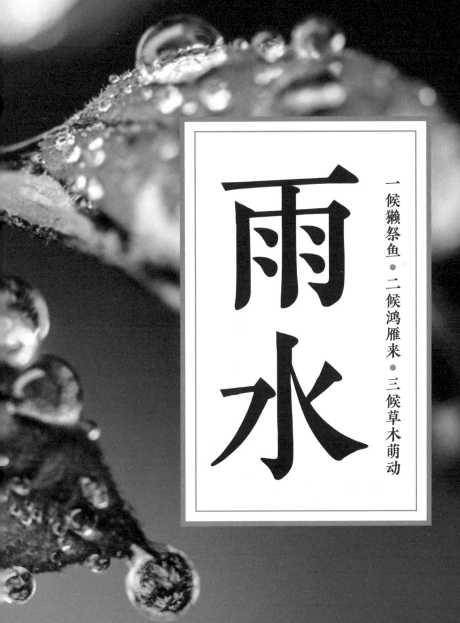

雨水

一候獭祭鱼 • 二候鸿雁来 • 三候草木萌动

獭祭鱼 春天到了，小动物们开始外出活动。其中，可爱的水獭喜欢吃鱼。水獭抓到鱼之后，会整齐地摆放在岸上，等到抓够数量才开始食用。岸上的鱼很像人们在祭祀时摆放的祭品，这才有了獭祭鱼这个物候。

鸿雁来 雨水过后5天，因北方天气寒冷飞到温暖南方的大雁开始从南方飞往北方，候鸟是随着天地阴阳之气的流转而往来，以适应气候。

草木萌动 再过5天，天地间阴阳交泰，出现生机，草木萌动，伴随着春雨，小草悄悄钻出地面，树木渐渐长出嫩芽，放眼望去，满眼都是绿油油的，一片春意盎然。

雨水一般在每年公历的2月18日、19日或20日，是反映降水现象的节气。表示降水开始，雨量逐步增多。雨水，表示两层意思：一是天气回暖，降水量逐渐增多了；二是在降水形式上，雪渐少了，雨渐多了。此时，气温回升、冰雪融化、降水增多，故取名为雨水。《月令七十二候集解》："正月中。天一生水，春始属木，然生木者，必水也，故立春后继之雨水。且东风既解冻，则散而为雨矣。"意思是说，雨水节气前后，万物开始萌动，在"润物细无声"的春雨中，草木随地中阳气的升腾而开始抽出嫩芽。从此，大地渐渐开始呈现出一派欣欣向荣的景象。

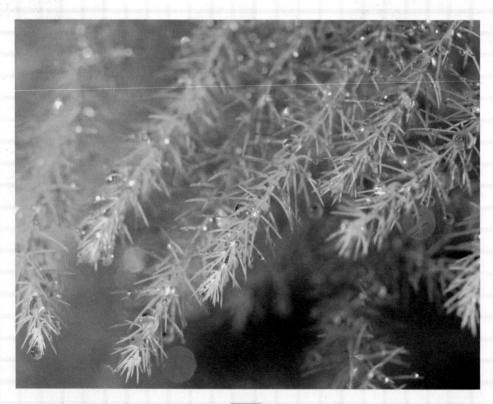

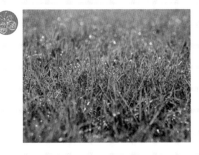

【节气养生】

雨水节气的养生，要遵循防寒健脾的原则。雨水前后，乍暖还寒，容易发生"倒春寒"。雨水节气，北方冷空气活动仍很频繁，天气变化多端，这种变化无常的天气，容易使外湿渐生，内湿渐腾，湿邪最易侵袭关节，湿困于关节，使关节旧疾复发。潮湿、阴冷的气候，反复多变，再加上雨水多，会增加空气中的湿度，因此，人们的身体很容易被湿气侵害。当人们体内的湿气特别重的时候，患有痛风的患者对气候的变化就会更加敏感。因此，雨水前后必须做好防潮、防湿工作。

【疾病认知】

类风湿性关节炎的常见关节症状

1.关节肿痛：累及掌指关节出现疼痛、肿胀、僵硬。类风湿性关节炎的病变可累及趾（指）关节和腕关节，这也是最早累及并最后

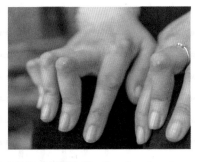

形成关节畸形、影响关节功能的好发部位。

2.晨僵：主要表现为晨起僵硬时间持续1个多小时，活动后有所缓解，伴全身不适。而经过几周或几个月不断发病，膝、踝、肘等可动关节均可累及。

3.肌肉萎缩、关节畸形：类风湿性关节炎可导致肌肉病变，很多类风湿性关节炎的患者都有肌肉萎缩、断裂，肌肉神经接头受损症状，即所谓神经肌肉病变。加上神经受畸形关节挤压，使神经肌肉功能受损加重，患者会有麻木、疼痛的感觉。

类风湿性关节炎的饮食原则

1.饮食宜清淡：这样可以保持较好的食欲，并且能让脾胃运化功能保持良好的状态，以增强抗病能力。

2.忌海产类食品：因其中含有尿酸，被人体吸收后，能在关节中形成尿酸盐结晶，使关节症状加重。

3.少食甜食：因糖类易导致过敏，可加速关节滑膜炎的发展，易引起关节肿胀和疼痛加重。

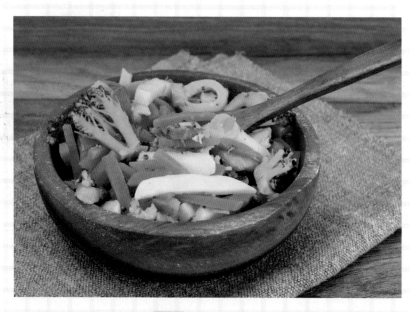

【中医调治】

按摩疗法治疗类风湿性关节炎

1.患者取俯卧位，上胸部及大腿部位分别垫2~3个枕头，使前胸悬空，两手臂肘关节弯曲并放于枕旁。医者立于一旁，以一手掌指在患者腰背部沿脊柱及其两侧反复施以拳滚法，同时另一手掌在患者背部随呼吸动作进行按压。嘱患者深呼吸，呼气时向下按压，吸气时放松，之后以手指指间关节依次点按秩边、环跳等穴。

2.患者改为坐位，医者立于其后方，用一手拳滚法施于颈项两侧及肩胛部，同时嘱患者配合做颈部静止及俯仰活动。医者以拇指与示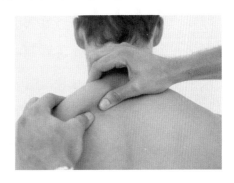指、中指相对，在患者的双侧肩井穴及双侧风池穴上施以三指拿法10~15次。

3.嘱患者两肘屈曲，抱于后脑枕骨部，两手手指交叉握紧，医者立其身后以膝抵住患者背部，再以两手握住患者两肘，做向后牵引及向前俯身的扩胸俯仰动作，同时嘱患者在前俯时呼气，后仰时吸气，如此做7~8次。

4.嘱患者上身前俯，双手仍抱于脑后，医者立于一旁，以一手握拳，用拳按法依次在脊柱两侧施术，然后再施以掌擦和掌搓法，以局部发热、微红为宜。

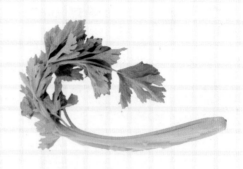

【应时而食】

在雨水节气之后，随着降雨有所增多，寒湿之邪最易困着脾脏。同时湿邪留恋，难以去除，故雨水前后应当着重养护脾脏，可多食用香蕉、橘子、木瓜等水果。类风湿性关节炎患者可多食用山药、扁豆、豆腐、芹菜、苦瓜、丝瓜、香菇、黑木耳等食物，可改善新陈代谢，起到清热解毒的作用，有助于缓解关节炎症状。蓝莓、黑莓、南瓜、红薯等食物富含抗氧化剂，具有良好的抗炎作用，可显著改善类风湿性关节炎的症状和体征。牛肉、羊肉、奶制品等高脂肪食物会刺激关节，患者不宜多吃。

【药膳厨房】

金橘山药小米粥

原料：金橘20克，鲜山药100克，小米50克，白糖15克。

做法：将金橘洗净，切片；山药去皮、洗净、切片。金橘片、山药片和淘洗干净的小米一同入锅，加适量水，用大火煮开，改用小火熬成稠粥，加入白糖即可。

功效：疏肝健脾。

类风湿性关节炎检查结果

项目	检查数值	正常值	临床意义
C反应蛋白（CRP）		< 8.2mg/L	CRP对判断炎症程度和治疗效果有较大意义。类风湿性关节炎活动期，C反应蛋白可升高，升高率达70%~80%，经治疗病情缓解，C反应蛋白则下降
类风湿因子（RF）		< 20U/mL	RF是类风湿性关节炎的诊断标准之一，但并不具有特异性，健康人群亦有5%为阳性，因此需结合临床表现综合考虑
血沉		< 20mm/h	80%左右的类风湿性关节炎患者，在活动期血沉增快。患者病情恢复时，血沉下降
抗链球菌溶血素"O"（抗O或ASO）		< 200IU/ml	类风湿性关节炎抗O一般不高，但90%的活动性风湿性关节炎抗O价效增高，常用于两者急性炎症期的鉴别诊断

痛风检查项目

项目	检查数值	正常值	临床意义
血尿酸（UA）		男性：150~380 μmol/L 女性：100~300 μmol/L	一般来说，血尿酸值越高，持续时间越长，痛风发作的可能性越大。血尿酸值与临床症状严重程度不一定成正比，血中尿酸水平的高低，与所患的痛风严重程度未必是一致的
尿尿酸（UUA）		1.5~3.57mmol/24h	尿尿酸反映肾小管对尿酸的重吸收和分泌功能，临床上用于判断高尿酸血症是由于尿酸生成过多还是尿酸排泄减少

请记录

身体各项指标的测量结果

单位/指标	记录周期														
	1	2	3	4	5	6	7	8	9	10	11	12	13	14	15
请填写 体重记录															
千克															
请填写 BMI计算结果															
数值															
请勾选 饮食记录															
过饱															
正常															
不足															
请勾选 运动记录															
过量															
正常															
不足															
请勾选 情绪记录															
开心															
正常															
忧伤															

注：BMI是体重指数。BMI（kg/m^2）=体重（kg）/[身高（m）×身高（m）]，成年人BMI的正常值在18.5～23.9之间，BMI<18.5是偏瘦，24≤BMI<28是偏胖，28≤BMI≤32是肥胖，BMI>32是过度肥胖。

惊蛰

一候桃始华 · 二候仓庚鸣 · 三候鹰化为鸠

桃始华	桃，果实名，多年生木本植物，粉红色花。"华"通"花"，在这里是开花的意思。惊蛰之后5天，粉红色的桃花开放。
仓庚鸣	仓庚即黄鹂，通体黄色，带有黑色花纹的鸟，叫声欢快明亮，被称为"小小歌唱家"。惊蛰时节，黄鹂感受到春天的气息，在树枝上跳来跳去，尽情歌唱。
鹰化为鸠	鹰，鹞鹰属，泛指猛禽；鸠即布谷鸟，一种灰色的鸟类，大小与鸽子相仿。古人认为鸟类感知季节变化，春天鹰化为鸠，而秋天鸠化为鹰。

惊蛰一般为每年公历的3月5日、6日或7日，是反映自然界物候变化的节气。《月令七十二候集解》："正月启蛰，言发蛰也。万物出乎震，震为雷，故曰惊蛰。是蛰虫惊而出走矣。""惊"即惊醒，"蛰"即藏，惊蛰后春雷乍动，气温回暖，雨水增多，春笋探头，冬眠的动物们也慢慢苏醒。惊蛰时节，春雷唤来春雨，在南方，有着"报春使者"称号的迎春花争相开放。

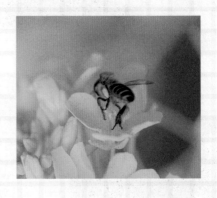

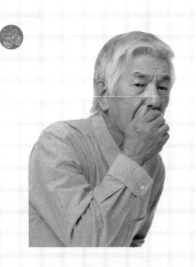

惊蛰节气，人们要留意气象台对强冷空气活动的预报，留神冷暖改变。惊蛰时节气候比较干燥，容易使人口干舌燥，要注意陈旧疾病的复发。办公室职员长期伏案或在电脑面前长时间工作，加之紫外线、办公室干燥的环境，易使得各器官干燥，故该节气在注重冷暖调节的同时也要注意空气中的湿度，避免因天气回暖，室内外的干燥环境而引发各种不适感，要科学饮食，多饮温开水，避风寒，防复感。

类风湿性关节炎的病因

类风湿性关节炎的病因尚未完全阐明，但是可能与遗传、感染及内分泌有关。

1.遗传因素：研究表明，本病具有遗传倾向，家族中有患类风湿性关节炎的人比正常人群更容易患有类风湿性关节炎。

2.感染因素：某些类风湿性关节炎患者可能是由于感染某些病毒、支原体、细菌等激活了自身的免疫反应而患病，不过这种感染不具有传染性。

3.内分泌因素：更年期妇女的发病率高于其他年龄段的妇女和男性，均说明性激素在类风湿性关节炎中起着某些作用。

类风湿性关节炎的辨证分型

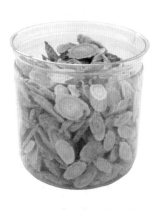

1.外虚内损型：本病的发生与先天不足、内脏亏虚有关，而内脏亏虚尤以肺、脾、肝、肾为重。肺虚选方常以玉屏风散加味，药用黄芪、防风、白术、大枣、龙骨、牡蛎等。脾虚则选用茯苓、白术、桂枝、薏苡仁、秦艽、木瓜、防己等药。肝肾亏虚则选用熟地黄、首

【疾病认知】

【中医视角】

乌、黄精、枸杞子、桑寄生、山茱萸、怀牛膝、龟板、石斛等药。

2.湿热互结型：类风湿性关节炎初期如伴关节灼痛、肿胀，尤以午后为甚，则与感受湿热毒邪有关。湿热壅滞，蕴结经络

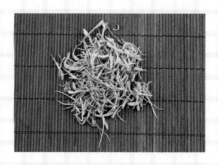

或关节，患者则见步行艰难、灼热胀痛、甚或红肿、苔黄燥、心烦口渴等。临床常选三妙散加味，药用苍术、黄柏、牛膝、牡丹皮、土茯苓、知母、金银花、生地黄、丝瓜络、大节藤。

3.痰瘀交阻型：气行则血运，血虚气亦虚，寒湿凝滞，气不运血，日久成瘀，脾为生痰之源，脾湿不化，久聚为痰，痰饮流窜，入经入络，痰瘀互结，聚而为痹。症见体倦疲惫，关节肿胀或硬结瘀斑，不时刺痛，得温则减，缠绵难愈，舌质紫黯，苔薄黄或厚腻，脉濡涩或滑数。方用自拟导痰逐瘀痛风汤，药用法半夏、胆南星、贝母、山甲、桃仁、地鳖虫、秦艽、桂枝、大节藤、蜈蚣、威灵仙、防风、桑寄生、甘草等。

4.阳虚寒胜型：素体禀赋薄弱，肾阳不足，脾阳不振，命门火衰，火不生土，导致阴盛阳衰。症见畏寒神怯、肢凉体强、手足麻木，遇寒更甚，得温则减，痛定难移，舌淡胖嫩，苔白。临床治疗宜温肾助阳，祛寒镇痛。

方选麻黄附子细辛汤合阳和汤之类加减，药用盐附子、北细辛、干姜、白芥子、鹿角霜、秦艽、乌梢蛇、红花、黄芪、当归、麻黄、杜仲等。

足部按摩疗法治疗类风湿性关节炎

对于各关节肿大日渐显著，周围皮肤温热、潮红，自动或被动运动都引起疼痛的类风湿性关节炎，我们可采用足部按摩疗法。

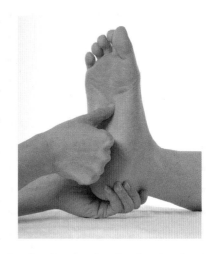

1.足背部按摩法。足背部反射区：上身淋巴结、下身淋巴结。手法：拇指指端点法、示指指间关节点法等。时间：2分钟左右。

2.足外侧按摩法。足外侧反射区：膝、肘关节、肩（关节）、生殖腺。手法：示指外侧缘刮法、拇指推法或按法、拳面叩击法等。时间：2分钟左右。

3.足底部按摩法。足底部反射区：头部（大脑）、脑垂体、小脑及脑干、甲状旁腺、脾、肾上腺、肾、输尿管、膀胱、胃、胰、十二指肠、生殖腺。手法：拇指指端点法、示指指间关节点法、拇指关节刮法、拇指推法或擦法、拳面叩击法等。时间：2分钟左右。

【应时而食】

惊蛰天气变暖，饮食应清温平淡，并应顺肝之性，助益脾气，令五脏和平。宜多吃富含植物蛋白质、维生素的清淡食物，诸如春笋、菠菜、芹菜、鸡蛋、牛奶、鸭血、芦荟、水萝卜、苦瓜、木耳菜、油菜、山药、莲子、银耳等食物。民间素有惊蛰吃梨的习俗，因为惊蛰时气候比较干燥，容易使人口干舌燥，一些细菌也开始活动繁殖，易患呼吸道疾病，表现为咳嗽、咳痰。加上冬天吃辛热食品多了，积郁的热毒惊蛰后要往外发散，吃些甘凉的东西可以滋阴。

梨性寒味甘，有润肺止咳、滋阴清热的功效。少吃油腻和刺激性的食物，如辣椒、葱、蒜、胡椒等。

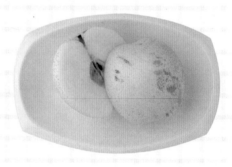

【药膳厨房】

桑枝鸡肉

原料：老桑枝60克，绿豆30克，鸡肉250克，盐、姜丝各适量。

做法：鸡肉洗净，切块后放入锅中，加水适量，放入洗净、切段的桑枝及洗净的绿豆，清炖至肉烂，加盐、姜丝调味即可，饮汤食肉。

功效：清热通痹，益气补血。适用于湿热痹证，如肩周炎等。

类风湿性关节炎检查结果

项目	检查数值	正常值	临床意义
C反应蛋白（CRP）		< 8.2mg/L	CRP对判断炎症程度和治疗效果有较大意义。类风湿性关节炎活动期，C反应蛋白可升高，升高率达70%~80%，经治疗病情缓解，C反应蛋白则下降
类风湿因子（RF）		< 20U/mL	RF是类风湿性关节炎的诊断标准之一，但并不具有特异性，健康人群亦有5%为阳性，因此需结合临床表现综合考虑
血沉		< 20mm/h	80%左右的类风湿性关节炎患者，在活动期血沉增快。患者病情恢复时，血沉下降
抗链球菌溶血素"O"（抗O或ASO）		< 200IU/ml	类风湿性关节炎抗O一般不高，但90%的活动性风湿性关节炎抗O价效增高，常用于两者急性炎症期的鉴别诊断

痛风检查项目

项目	检查数值	正常值	临床意义
血尿酸（UA）		男性：150~380 µmol/L 女性：100~300 µmol/L	一般来说，血尿酸值越高，持续时间越长，痛风发作的可能性越大。血尿酸值与临床症状严重程度不一定成正比，血中尿酸水平的高低，与所患的痛风严重程度未必是一致的
尿尿酸（UUA）		1.5~3.57mmol/24h	尿尿酸反映肾小管对尿酸的重吸收和分泌功能，临床上用于判断高尿酸血症是由于尿酸生成过多还是尿酸排泄减少

请记录

身体各项指标的测量结果

单位/指标	记录周期														
	1	2	3	4	5	6	7	8	9	10	11	12	13	14	15
请填写 **体 重 记 录**															
千克															
请填写 **BMI计算结果**															
数值															
请勾选 **饮 食 记 录**															
过饱															
正常															
不足															
请勾选 **运 动 记 录**															
过量															
正常															
不足															
请勾选 **情 绪 记 录**															
开心															
正常															
忧伤															

注：BMI是体重指数。BMI（kg/m²）=体重（kg）/[身高（m）×身高（m）]，成年人BMI的正常值在18.5～23.9之间，BMI<18.5是偏瘦，24≤BMI<28是偏胖，28≤BMI≤32是肥胖，BMI>32是过度肥胖。

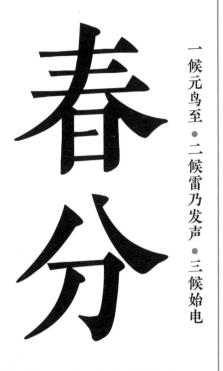

春分

一候元鸟至 · 二候雷乃发声 · 三候始电

元鸟至 元鸟即玄鸟，燕子的别名。春分之后，大地回春，燕子从南方飞回北方。穿花衣的小燕子衔着泥巴，忙着为自己筑巢。

雷乃发声 古人认为雷声是阳气的声音，春分时节阳气增长，但还不足以冲破阴气，所以只能听到阵阵雷声。

始电 闪电是阳气的光芒，阳气微弱时看不见光芒，阳气旺盛时虽受到阴气抑制，但仍然会发出闪电，寓意春分后阳气逐渐增多。事实上，雷电是一体的，只能听见雷声或只能看见闪电，是由于闪电或雷声距离我们较远或能量较微弱，没有被观察到或听到。

春分一般在每年公历的3月20日或21日，是反映四季变化的节气。民谚有"春分秋分，昼夜平分，春分麦起身，一刻值千金"之说。《月令七十二候集解》："二月中，分者，半也，此当九十日之半，故谓之分。"春分的意义：一是指一天时间白天黑夜平分，各为12小时；二是古时以立春至立夏为春季，春分正当春季三个月之中，平分了春季。这时我国大部分地区越冬作物进入春季生长阶段。

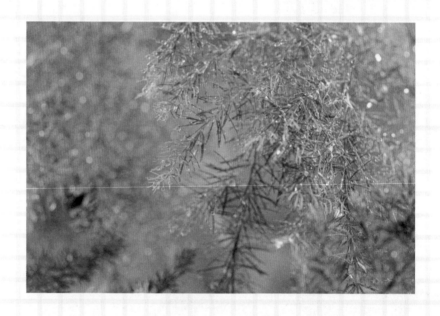

春分是二十四节气中气温变化最为显著的节气，由于阴阳转化，节律变动剧烈，人体内部容易阴阳失衡，不能适应环境变化，免疫力出现异常而致气血、经络运行不畅。此时应注意调养精神，春天阳光明媚，风和日丽，精神调摄应做到疏泄条达，心胸开阔，情绪乐观，戒郁怒

以养性；还应注意御寒保暖，春天宜晚睡早起，多到室外活动，但要特别注意御寒，养阳敛阴。根据"春捂秋冻"的原则，一

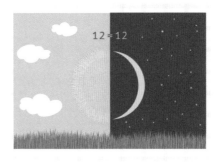

定要随气温的变化增减衣服，以适应春季气候多变的规律。春分时应预防春困，春天犯困不是需要更多的睡眠，而是体内循环因季节性差异（春天气候转暖），皮肤血管舒张，各器官负荷加重，供应大脑的血液就相对减少。所以一定要保证睡眠，早睡早起，克服消极懒惰的思想情绪。春分时节还要加强锻炼，一年之计在于春，春天是体质投资的最佳季节，空气清新，这种环境最有利于吐故纳新，充养脏腑。

【疾病认知】

类风湿性关节炎的检查指标

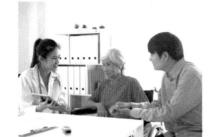

类风湿性关节炎的检查指标有类风湿因子、血常规、补体和免疫复合物、C反应蛋白和血沉、滑膜炎检查、X线检查等。

1.类风湿因子：类风湿性关节炎患者可见类风湿因子升高，但类风湿因子正常也不能排除本病的可能。

2.血常规：类风湿性关节炎患者可能伴有贫血，白细

胞数量基本正常，活动期可能略有增加。

3.补体和免疫复合物：非活动性关节炎患者的总补体、C3和C4水平大多正常，甚至略高。如果关节外表现较多，总补体、C3和C4水平可能会下降。

4.C反应蛋白和血沉：C反应蛋白在疾病缓解时降低，反之则升高。活动性病变的血沉率通常会增加，可以作为疾病活动性的指标。

5.滑膜炎检查：类风湿性关节炎患者滑液中可检测到类风湿因子、抗胶原抗体和免疫复合物。

6.X线检查：早期可见受累关节周围软组织肿胀，晚期可见关节半脱位、畸形和强直。

临床需要结合患者自身状况、临床症状、相关指标等进行诊断。

【中医视角】

类风湿性关节炎患者应注意防寒保暖

长期处于寒冷、潮湿、疲劳、外伤、吸烟及有精神刺激的患者更容易患病。

受凉、受潮时都可以导致类风湿性关节炎的发生发展。

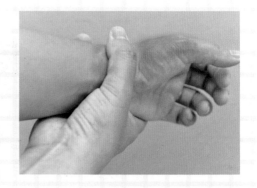

春季雨水较多，是许多疾病的好发之际，也是类风湿性关节炎的好发时节，要防止受寒、淋雨

和受潮，关节处要注意保暖，不穿湿衣、湿鞋、湿袜等。不要贪凉，空调不能直吹，不要暴食冷饮，还要防止受风寒侵袭，注意保暖也是非常重要的。

【中医调治】

拔罐治疗类风湿性关节炎

取穴：有以下四组穴位。①大椎、膈俞、脾俞、血海、气海；②外关；③环跳、昆仑；④身椎、腰阳关。如果是上肢有病症，就取①②组穴位；如果是下肢有病症，就取①③组穴位；如果是脊柱有病症就取①④组穴位。

操作：根据患者的病情选择对应的穴位，然后让患者选择舒适的体位，各穴拔罐后留罐10分钟，每日1次，5次为1个疗程。

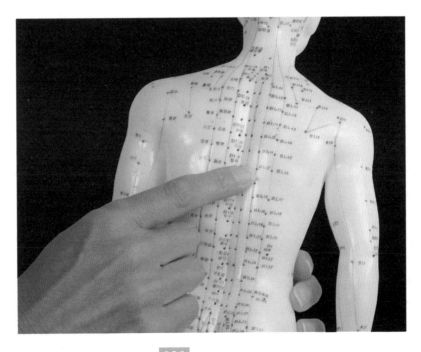

【应时而食】

春分时节天气转暖，在饮食上，可食用富含钙的食物，如奶制品、豆类、虾皮、海带等，同时要注意多食用新鲜的蔬菜和水果，也

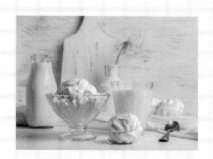

要注意补充一定的动物内脏，少喝碳酸类的饮料，饮食规律且丰富多样，均衡身体所需营养的补充。如果患者体内的钙元素含量较少，则可以适当、适量地应用一些营养补充剂等。含钙食物具有精神安定的作用，也能起到缓解疼痛的效果。同时维生素E可以促进血管扩张，同时对血液循环也有一定的促进作用，还能在一定程度上消除肌肉的紧张感，对于关节疾病的疼痛也能有一定的缓解作用。

【药膳厨房】

葱白大枣鸡肉粥

原料：大枣10枚（去核），葱白5段，鸡肉连骨100克，芫荽10克，生姜10克，粳米100克，盐、胡椒粉各适量。

做法：先将粳米、鸡肉、生姜、大枣煮粥，粥成后加入葱白、芫荽，加入盐、胡椒粉调味后食用，每日1次。

功效：温阳散寒。适用于寒邪凝滞关节，可缓解残留寒气痹于关节而导致的疼痛。

类风湿性关节炎检查结果

项目	检查数值	正常值	临床意义
C反应蛋白（CRP）		< 8.2mg/L	CRP对判断炎症程度和治疗效果有较大意义。类风湿性关节炎活动期，C反应蛋白可升高，升高率达70%~80%，经治疗病情缓解，C反应蛋白则下降
类风湿因子（RF）		< 20U/mL	RF是类风湿性关节炎的诊断标准之一，但并不具有特异性，健康人群亦有5%为阳性，因此需结合临床表现综合考虑
血沉		< 20mm/h	80%左右的类风湿性关节炎患者，在活动期血沉增快。患者病情恢复时，血沉下降
抗链球菌溶血素"O"（抗O或ASO）		< 200IU/ml	类风湿性关节炎抗O一般不高，但90%的活动性风湿性关节炎抗O价效增高，常用于两者急性炎症期的鉴别诊断

痛风检查项目

项目	检查数值	正常值	临床意义
血尿酸（UA）		男性：150~380 μmol/L 女性：100~300 μmol/L	一般来说，血尿酸值越高，持续时间越长，痛风发作的可能性越大。血尿酸值与临床症状严重程度不一定成正比，血中尿酸水平的高低，与所患的痛风严重程度未必是一致的
尿尿酸（UUA）		1.5~3.57mmol/24h	尿尿酸反映肾小管对尿酸的重吸收和分泌功能，临床上用于判断高尿酸血症是由于尿酸生成过多还是尿酸排泄减少

请记录

身体各项指标的测量结果

单位/指标	记录周期														
	1	2	3	4	5	6	7	8	9	10	11	12	13	14	15
请填写 **体 重 记 录**															
千克															
请填写 **BMI计算结果**															
数值															
请勾选 **饮 食 记 录**															
过饱															
正常															
不足															
请勾选 **运 动 记 录**															
过量															
正常															
不足															
请勾选 **情 绪 记 录**															
开心															
正常															
忧伤															

注：BMI是体重指数。BMI（kg/m^2）=体重（kg）/[身高（m）×身高（m）]，成年人BMI的正常值在18.5～23.9之间，BMI<18.5是偏瘦，24≤BMI<28是偏胖，28≤BMI≤32是肥胖，BMI>32是过度肥胖。

清明

一候桐始华 • 二候田鼠化为鴽 • 三候虹始见

桐始华 桐，即梧桐，清明前后，粉白色的梧桐花竞相开放。梧桐花是春天里开放较晚的花，这时春天过去大半，不知不觉已到晚春。桐花在古代诗词中常常出现，寓意高洁不屈的品质，抒发感伤晚春之情怀。

田鼠化为鴽 鴽，古书上指鹌鹑类的小鸟。清明之后，田鼠不喜高温，躲到地下洞穴中生活，而地面上的小鸟多了起来。古人因为观察条件有限，误认为田鼠变成了小鸟。

虹始见 彩虹一般出现在雨过天晴、空气湿润的时候。阳光照射到空气中的水滴，光线被折射和反射，在天空形成的拱形七色彩带，就是彩虹。清明节后，降水丰沛，我们可以经常看到彩虹。

清明一般为每年公历的4月4日、5日或6日，是反映物候的节气。《月令七十二候集解》说："万物齐乎巽，物至此时皆以洁齐

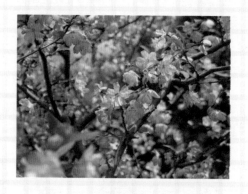

而清明矣。"故清明有冰雪消融、草木青青、天气明朗、万物欣欣向荣之意。此时气候清爽温暖，草木开始发新枝芽，万物开始生长，农民忙于春耕春种。在清明节这一天，有些人会在家门口插上杨柳枝条，还有些人会到郊外踏青、祭扫坟墓。

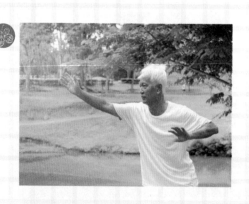

关于清明养生，中医学认为，机体生长在于春季吐纳调息、饮食调理得法。合理的调养有利于滋养人体阳气，增强机体免疫力与抗病能力，使人一年之中少患流感等各种疾病，对健康有益。因此，在清明时节应常到郊外、公园踏青赏春，吐故纳新，呼吸新鲜空气，观赏桃红柳绿的大自然美景。人们在清明时节感受大自然的清新空气，可滋养一身之阳气。但是大家外出游玩踏青时，要注意气温变化，提前做好防

护。中医认为，人体内的血液得温则易于流动，得寒就容易停滞，所以保暖工作一定要做好。关节疾病与气候密切相关，清明时节，寒气已不再逼人，但风邪数变，易走窜于各个关节，诱使关节疾病复发，故外出游玩时也要注意防寒避风。

【疾病认知】

类风湿性关节炎的治疗药物

1.非甾体抗炎药。非甾体抗炎药（NSAIDs）又称一线药，是治疗本病的基本药物，主要通过抑制环氧化酶（COX）阻断花生四烯酸合成炎症介质——前列腺素（PG），从而发挥止痛及抗炎作用。这类药物虽然可减轻关节疼痛和肿胀，但不能改变疾病进程或阻止关节被破坏，因此不能单独使用。常用药物有水杨酸盐、吲哚美辛等，此外，萘普生、布洛芬、双氯芬酸、萘丁美酮、美洛昔康等也可选用。

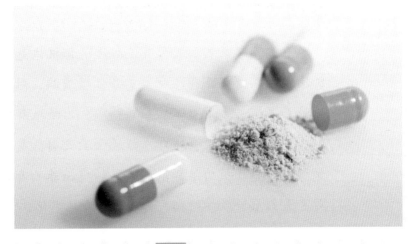

2.糖皮质激素。糖皮质激素有强大的抗炎作用，能迅速减轻关节疼痛与肿胀，对急性炎症有显著疗效，但长期应用不良反应较多，停药后极易复发。常用药物有泼尼松、地塞米松、甲泼尼龙、氢化可的松等。

3.慢作用抗风湿药。慢作用抗风湿药又称二线药，包括可改善病情的抗风湿药及免疫抑制剂。该类药物较非甾体抗炎药发挥作用慢，从使用至临床症状明显好转需1～6个月，故又称为慢作用药（SAARDs）。它虽不具备即刻止痛与抗炎的作用，但可影响患者的异常免疫功能，从而改善和延缓病情恶化。常用的药物有羟基氯喹、柳氮磺胺吡啶、甲氨蝶呤、来氟米特（爱若华）、硫唑嘌呤、D-青霉胺、金制剂等。此外，米诺环素、环孢霉素和环磷酰胺也可用于治疗类风湿性关节炎。

【中医视角】

具有祛风除湿作用的中草药

在中医辨证施治原则的指导下，选用具有祛风除湿作用的中草药，可提升治疗效果，减轻临床症状，缓解疼痛。

1.防风：顾名思义，有"防风"作用，有祛风解表、胜湿止痛、解痉止痒之功。本品性缓质润，微温而不燥，味甘而不峻，辛散而窜，尤善祛风，为祛风解表要药。

2.苍术：有燥湿健脾、祛风除湿之功，本品有较强的燥湿健脾作用，为治疗湿阻中焦的要药，又可祛风除湿，对寒湿偏盛所致的痹证尤为适宜。

3.羌活：有散寒解表、胜湿止痛之功，本品气味强烈，辛散苦燥，升浮发散，有较强的散寒解表之功，故能治疗风寒表证、风寒湿痹。此外，本品尤为适宜治疗上半身痹痛。

4.独活：辛能祛风，苦能燥湿，温能散寒，故有祛风解表、除湿散寒之功。

5.桑寄生：有祛风湿、强筋骨、补肝肾、安胎元之功。

6.鸡血藤：有补血行血、舒筋活络之功。

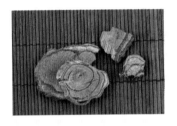

【中医调治】

隔姜灸治疗类风湿性关节炎

患者取仰卧位，选择腧穴定位，将皮肤消毒后，取新鲜生姜，切成厚度为0.6厘米，直径为2厘米的厚片，用针在姜片上扎5～10个小圆孔，将艾绒搓成直径为1厘米的圆形艾炷并置于姜片上，随后将姜片放置在穴位上，将艾绒点燃。患者感到烧灼痛时将姜片稍微提起，使之离开皮肤，稍微偏移之前的穴位，痛感消失后，再次进行治疗，直到艾炷燃尽。每天1次。

生姜具有抗炎、抗风湿、保肝利胆之效，能改善局部血液循环，调节中枢神经。艾灸具有芳香、升散、温热之效，能激活体内的免疫系统，从而发挥治疗作用。

【应时而食】

滑膜炎患者应多食用新鲜蔬菜和水果以及钙含量较高的食物，多饮水。要少食肥肉、高动物脂肪和高胆固醇含量的食物，因其产生的酮体、酸类、花生四烯酸代谢产物和炎症介质等可抑制T淋巴细胞功能，易引起和加重关

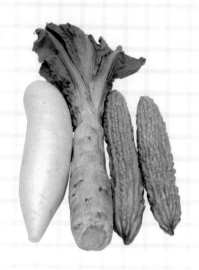

节疼痛、肿胀、骨质疏松与关节损伤。少吃甜食，因糖类易导致过敏，可加重关节滑膜炎，易引起关节肿胀和疼痛加重。少饮酒、咖啡和茶等，避免被动吸烟，否则将加速关节滑膜炎恶化。

【药膳厨房】

木瓜薏苡仁粥

原料：木瓜10克，薏苡仁30克，白糖1匙。

做法：将木瓜、薏苡仁洗净后，倒入小锅内，加冷水适量，先浸泡片刻，再用小火慢炖至薏苡仁软烂，加入白糖，稍炖即可，适量食用。

功效：祛风利湿，舒筋止痛。

类风湿性关节炎检查结果

项目	检查数值	正常值	临床意义
C反应蛋白（CRP）		< 8.2mg/L	CRP对判断炎症程度和治疗效果有较大意义。类风湿性关节炎活动期，C反应蛋白可升高，升高率达70%~80%，经治疗病情缓解，C反应蛋白则下降
类风湿因子（RF）		< 20U/mL	RF是类风湿性关节炎的诊断标准之一，但并不具有特异性，健康人群亦有5%为阳性，因此需结合临床表现综合考虑
血沉		< 20mm/h	80%左右的类风湿性关节炎患者，在活动期血沉增快。患者病情恢复时，血沉下降
抗链球菌溶血素"O"（抗O或ASO）		< 200IU/ml	类风湿性关节炎抗O一般不高，但90%的活动性风湿性关节炎抗O价效增高，常用于两者急性炎症期的鉴别诊断

痛风检查项目

项目	检查数值	正常值	临床意义
血尿酸（UA）		男性：150~380 µmol/L 女性：100~300 µmol/L	一般来说，血尿酸值越高，持续时间越长，痛风发作的可能性越大。血尿酸值与临床症状严重程度不一定成正比，血中尿酸水平的高低，与所患的痛风严重程度未必是一致的
尿尿酸（UUA）		1.5~3.57mmol/24h	尿尿酸反映肾小管对尿酸的重吸收和分泌功能，临床上用于判断高尿酸血症是由于尿酸生成过多还是尿酸排泄减少

身体各项指标的测量结果

单位/指标	记录周期														
	1	2	3	4	5	6	7	8	9	10	11	12	13	14	15
请填写 **体 重 记 录**															
千克															
请填写 **BMI计算结果**															
数值															
请勾选 **饮 食 记 录**															
过饱															
正常															
不足															
请勾选 **运 动 记 录**															
过量															
正常															
不足															
请勾选 **情 绪 记 录**															
开心															
正常															
忧伤															

注：BMI是体重指数。BMI（kg/m²）=体重（kg）/[身高（m）×身高（m）]，成年人BMI的正常值在18.5~23.9之间，BMI<18.5是偏瘦，24≤BMI<28是偏胖，28≤BMI≤32是肥胖，BMI>32是过度肥胖。

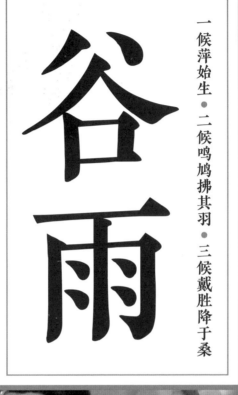

谷雨

一候萍始生 · 二候鸣鸠拂其羽 · 三候戴胜降于桑

萍始生 萍指浮萍，是生长在水田、湖泊中的绿色植物。谷雨时节雨水丰沛，水温上升，水中养分增多，浮萍随之大量生长，是谷雨节气指示之一。

鸣鸠拂其羽 鸠是斑鸠，这里指布谷鸟。拂其羽，指布谷鸟梳理羽毛像跳舞一样。谷雨时节，布谷鸟时而在树上鸣叫，时而梳理羽毛，提醒人们开始播种。

戴胜降于桑 戴胜指戴胜鸟，全身棕色，翅膀和尾巴是黑色，有白色横斑。头上有长羽冠，展开时像孔雀开屏，非常美丽。谷雨时节，戴胜鸟开始在桑树上活动。戴胜鸟象征着祥和、美满、快乐。

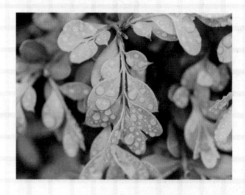

【节气概述】

谷雨一般在每年公历4月19日、20日或21日，谷雨取自"雨生百谷"之意。在传统农耕文化中，谷雨节气将"谷"和"雨"联系起来，表示"雨生百谷"。谷雨节气最主要的特点是春雨绵绵，雨生百谷又反映了"谷雨"的农业气候意义，它是古代农耕文化关于节令的反映。谷雨节气后，气温升高，雨量增多，空气中的湿度进一步加大，极适合谷类作物生长，是庄稼生长的最佳时节。《月令七十二候集解》中记载："三月中。自雨水后，土膏脉动，今又雨其谷于水也。"这时天气温暖，雨水明显增多，对谷类作物的生长发育影响很大。

【节气养生】

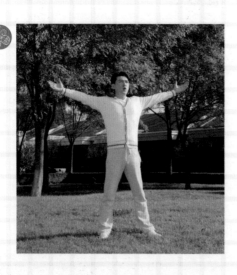

谷雨节气过后，气温会逐渐升高，雨量开始增多，但是也要注意保暖，早晚最好加件衣服，否则湿气、寒气很容易从裸露的部位进入体内，导致关节疼痛。中医讲究"春夏养阳，

秋冬养阴"，春日总展现给人们一种万物生长、蒸蒸日上的景象，此时野外空气清新，正是采纳自然之气养阳的好时机。人们可以根据自身体质选择适当的锻炼项目，如慢跑、做操、打球等，也可以到野外春游，这不仅能怡情养性，还能促进身体的新陈代谢，增加出汗量，祛湿排毒，疏散郁滞，使气血通畅，提高心肺功能，增强身体素质，减少疾病的发生，使身体与外界达到平衡。

【疾病认知】

类风湿性关节炎的预后如何

从类风湿性关节炎的早期表现来看，很难预料病程的长短和预后的好坏。有些患者病情迁延，不断加重，直至出现关节畸形。比较常见的情况是起病初期为间歇性病变，随着时间推移逐渐转变为持续性病变。个别患者伴发严重关节病变以外的表现，对预后将产生不良影响，绝大多数患者不会危及生命。

未经治疗的类风湿性关节炎预后不尽相同，建议患者发病后到正规医院风湿病专科门诊进行检查并配合医师进行正确治疗，这样预后将会大不一样。类风湿性关节炎治疗效果的关键，在于患者是处于疾病的早期还是晚期，越早治疗效果越好，否则任何灵丹妙药也难以治好已经出现畸形的关节。

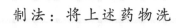

药酒治疗类风湿性关节炎

在临床上，中医经常将一些具有通络除湿、宣痹止痛作用的中药，用低浓度的白酒泡制成药酒治疗此病，并且取得了一定的效果。下面就介绍3款可治疗类风湿性关节炎的药酒方。

1.寄生木瓜酒

组成：桑寄生75克，木瓜、当归、红花各45克，川芎60克，玉竹40克，续断30克，白酒1500毫升。

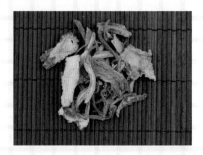

制法：将上述药物洗净，与白酒一起放入瓷瓶中密封浸泡1周即成，可每次服30～50毫升，每天服2次。

功效：祛风除湿、舒筋活络。适合有筋骨疼痛、关节麻木肿胀等症状的类风湿性关节炎患者服用。

2.黄芪牛膝酒

组成：当归、蜜炙黄芪、牛膝各100克，防风50克，白酒2000毫升。

制法：将上述药物洗净，与白酒一起放入瓷瓶中密封浸泡1周即成，可每次服30～50毫升，每天服3次。

功效：益气活血、祛风通络。适合有关节疼痛、筋脉拘挛等气血不和症状的类风湿性关节炎患者服用。

3.蕲蛇药酒

组成：蕲蛇120克，防风30克，当归、羌活、秦艽、香加皮各60克，红花90克，白酒3000毫升。

制法：将上述药物洗净，与白酒一起放入瓷瓶中密封浸泡1周即成，可每次服15~30毫升，每天服2次。

功效：活血通络、祛风除湿。适合有关节疼痛、沉重等症状的类风湿性关节炎患者服用。

局部热疗法治疗类风湿性关节炎

局部热疗法包括热水浴、温泉浴、蒸发疗法、红外线疗法、超短波或短波透热疗法、周林频谱仪等。这些疗法可增加局部血液循环，促使炎症及肿胀消退，疼痛减轻和晨僵消失，使患者感到舒适，并能增强药物对局部的作用。

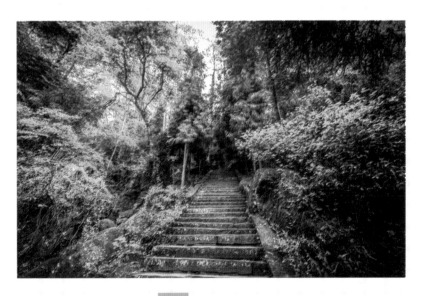

【中医调治】

【应时而食】

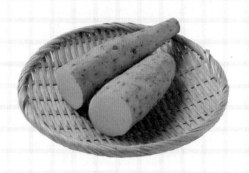

《黄帝内经》有云："脾者土也，治中央，常以四时长四脏，各十八日寄治，不得独主于时也。"这是说四季季末的十八日均由脾所主，谷雨是春季最后一个节气，谷雨养生除了养肝护肝外，还需要注意健运脾胃，因为过了谷雨便意味着春季快过去了，夏天即将来临。夏天天气以炎热潮湿为主，此时应根据个人体质，适当多吃健脾胃、祛湿的食物，如香椿、黑豆、薏苡仁、山药、鲫鱼等，为入夏打基础。

【药膳厨房】

归参羊肉汤

原料：当归10克，党参20克，枸杞子5克，生姜10克，羊肉500克，大枣5枚，盐、味精、葱花、姜末、花椒各适量。

做法：将羊肉洗净，切块，飞水；诸药择净，以布包好，与羊肉同放锅中，加清水适量，同炖至羊肉熟后，去药包，加入盐、味精、葱花、姜末、花椒调味，再煮一二沸服食。

功效：养血散寒，通络止痛。适用于风湿性关节炎、类风湿性关节炎导致的肢体麻木、活动不利。

类风湿性关节炎检查结果

项目	检查数值	正常值	临床意义
C反应蛋白（CRP）		<8.2mg/L	CRP对判断炎症程度和治疗效果有较大意义。类风湿性关节炎活动期，C反应蛋白可升高，升高率达70%~80%，经治疗病情缓解，C反应蛋白则下降
类风湿因子（RF）		<20U/mL	RF是类风湿性关节炎的诊断标准之一，但并不具有特异性，健康人群亦有5%为阳性，因此需结合临床表现综合考虑
血沉		<20mm/h	80%左右的类风湿性关节炎患者，在活动期血沉增快。患者病情恢复时，血沉下降
抗链球菌溶血素"O"（抗O或ASO）		<200IU/ml	类风湿性关节炎抗O一般不高，但90%的活动性风湿性关节炎抗O价效增高，常用于两者急性炎症期的鉴别诊断

痛风检查项目

项目	检查数值	正常值	临床意义
血尿酸（UA）		男性：150~380 μmol/L 女性：100~300 μmol/L	一般来说，血尿酸值越高，持续时间越长，痛风发作的可能性越大。血尿酸值与临床症状严重程度不一定成正比，血中尿酸水平的高低，与所患的痛风严重程度未必是一致的
尿尿酸（UUA）		1.5~3.57mmol/24h	尿尿酸反映肾小管对尿酸的重吸收和分泌功能，临床上用于判断高尿酸血症是由于尿酸生成过多还是尿酸排泄减少

身体各项指标的测量结果

单位/指标	记录周期														
	1	2	3	4	5	6	7	8	9	10	11	12	13	14	15
请填写 **体 重 记 录**															
千克															
请填写 **BMI 计 算 结 果**															
数值															
请勾选 **饮 食 记 录**															
过饱															
正常															
不足															
请勾选 **运 动 记 录**															
过量															
正常															
不足															
请勾选 **情 绪 记 录**															
开心															
正常															
忧伤															

注：BMI是体重指数。BMI（kg/m^2）=体重（kg）/[身高（m）×身高（m）]，成年人BMI的正常值在18.5～23.9之间，BMI<18.5是偏瘦，24≤BMI<28是偏胖，28≤BMI≤32是肥胖，BMI>32是过度肥胖。

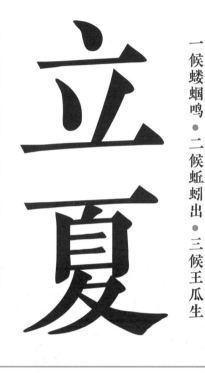

立夏

一候蝼蝈鸣 · 二候蚯蚓出 · 三候王瓜生

蝼蝈鸣　　蝼蝈有人认为指的是蝼蛄。蝼蛄又名土狗、蝲蝲蛄、地牛等，是一种杂食性昆虫，生活在泥土中，主要在夜间与清晨活动于地表下，吃新播的种子，咬食农作物根部。立夏后，可以听见蝼蛄在田间鸣叫，预示着夏天来临。

蚯蚓出　　蚯蚓又名地龙，生活在潮湿、疏松的土壤中。蚯蚓可以入药、做饲料、疏松土壤。立夏后雨水增多，土壤湿度增大，蚯蚓会爬出土壤进行呼吸。

王瓜生　　王瓜，葫芦科多年生草质藤本植物，果实、种子、根均可入药，具有清热、生津、化瘀等功效。立夏后10天，天气温暖，雨水充沛，王瓜开始迅速生长，六七月时结出椭圆形果实，成熟后呈红色。

立夏一般为每年公历5月5日、6日或7日，是夏季之始，所谓"立"即开始的意思，从这天告别温暖的春天，开始进入酷热的夏天。随着气温大幅升高，农民伯伯忙碌的身影常出现在田间。《月令七十二候集解》："夏，假也，物至此时皆假大也。"这里的"假"即"大"之意，是说春天的植物到这时已经长大了。立夏是标示万物进入生长旺季的一个重要节气。万物至此皆长大，故名立夏也。立夏以后，正式进入雨季，雨量和雨日均明显增多。

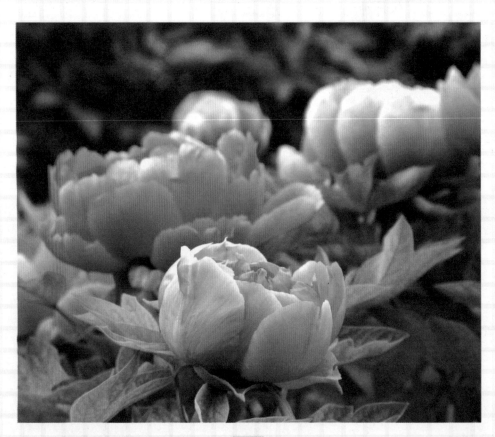

【节气养生】

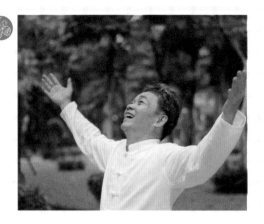

立夏过后，天气渐热，植物繁盛，人在与节气相交之时应顺之。天气转热容易使人的心神受到扰动，出现心神不宁的症状。因此，值此时节，人们要格外重视精神的调养，尤其是老年人不可有过激情绪，要保持愉快的心情，安闲自乐，切忌暴喜伤心，保持神清气和、心情愉快的状态。关节疾病患者的体质通常较弱，尤其怕寒，在夏季，要避免长时间吹空调、吹风扇，还要注意关节部位的保暖，避免去潮湿、阴冷的地方；同时还可以通过理疗延缓疾病的发展，比如三伏贴、针灸等。

【疾病认知】

什么是痛风

痛风是嘌呤代谢紊乱或尿酸排泄障碍而导致的疾病，临床以高尿酸血症、急性关节炎反复发作、晚期关节僵硬畸形，可伴有痛风石沉积、

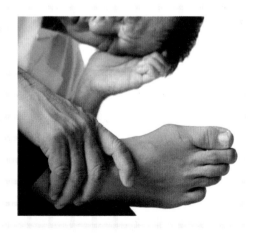

痛风肾痛和尿酸性尿路结石等为主要特征。临床主要表现为关节红、肿、热、痛，后期关节僵硬畸形。当血尿酸浓度过高时，尿酸以钠盐的形式沉积在关节、软骨和肾脏中，引起组织异物炎性反应。痛风引起红、肿、疼痛，主要是由于痛风石沉积在关节，导致患处周围的气血运行不畅。

痛风的中医认识

本病属于中医学"痹证"范畴，与"痹证"中的热痹、历节、白虎历节等相似，皮下痛风结节则类似于中医的"痰核"，具有肾脏病变、尿路结石等证候者，分别属于中医学的"虚劳""石淋"等范畴。金元时期，朱丹溪在其著作中首次提出"痛风"的理论，对本病有了

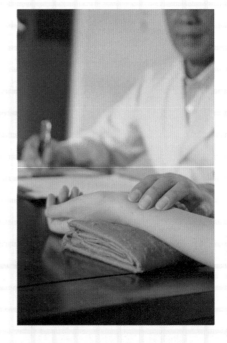

比较深入的介绍。其曰："彼痛风者，大率因血受热，已自沸腾，其后或涉冷水，或立湿地，或扇取凉，或卧当风，寒凉外搏，热血得寒，汗浊凝涩，所以作痛，夜则痛甚，行于阴也。"

【中医调治】

痛风的中医治疗

痛风性关节炎发作期的药物治疗原则，要立足于排毒、化毒、解毒。因此，要通大便、利小便，使邪有出路。通大便首选大黄，既可荡涤肠胃、通便泄浊，使邪从便出，又能推陈出新，活血化瘀，消肿通络止痛；利小便选用清热利尿药物，如草薢、土茯苓、猪苓等。伴低热者，可加用银柴胡15克、胡黄连15克，以清虚热之邪；疼痛剧烈者，加羚羊角粉1~2克冲服，并配合外用药，如麻黄酊、大黄膏、大青膏等。

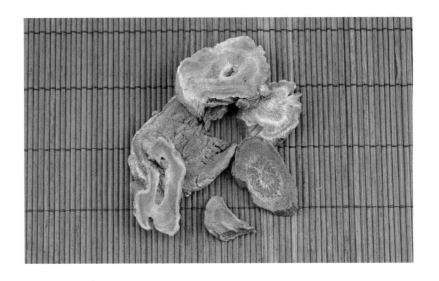

【应时而食】

立夏过后，温度逐渐攀升，人们难免烦躁上火，食欲也会有所下降，所以饮食宜清淡，应以易消化、富含维生素的食物为主，大鱼大肉和油腻辛辣的食物要少吃。立夏以后的饮食原则是"养阳"，养阳重在养心，养心

可多喝牛奶，多吃豆制品、鸡
肉等，既能补充营养，又起到
强心的作用。平时多吃蔬菜、
水果及粗粮，可增加纤维素、
B族维生素、维生素C的摄入，
能起到预防动脉硬化的作用。
总之，立夏之季要养心，为安
度酷暑做准备，使身体各脏腑

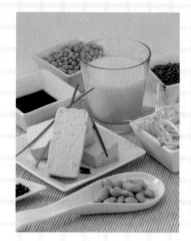

功能正常，以达到"正气存内，邪不可干"的境界。类风
湿性关节炎患者宜"少量多餐"，食用清淡、营养全面、
易消化的食物，忌暴饮暴食，少食用甜食、肥肉、辛辣和
刺激性的食物，戒除烟、酒等不良嗜好。

【药膳厨房】

桂浆粥

原料：肉桂10克，粳米50克，红糖适量。

做法：将肉桂研成细末，粳米洗净。以粳米常法煮粥，待粥将熟时，加入肉
桂末、红糖，再煮沸1～2次即成。趁热空腹吃下，每日1剂，3～5日为
1个疗程，若有效，再服1～2个疗程。

功效：具有温经散寒、暖胃止痛的作用。适用于寒痹。热证及阴虚火旺者
禁用。

类风湿性关节炎检查结果

项目	检查数值	正常值	临床意义
C反应蛋白（CRP）		<8.2mg/L	CRP对判断炎症程度和治疗效果有较大意义。类风湿性关节炎活动期，C反应蛋白可升高，升高率达70%~80%，经治疗病情缓解，C反应蛋白则下降
类风湿因子（RF）		<20U/mL	RF是类风湿性关节炎的诊断标准之一，但并不具有特异性，健康人群亦有5%为阳性，因此需结合临床表现综合考虑
血沉		<20mm/h	80%左右的类风湿性关节炎患者，在活动期血沉增快。患者病情恢复时，血沉下降
抗链球菌溶血素"O"（抗O或ASO）		<200IU/ml	类风湿性关节炎抗O一般不高，但90%的活动性风湿性关节炎抗O价效增高，常用于两者急性炎症期的鉴别诊断

痛风检查项目

项目	检查数值	正常值	临床意义
血尿酸（UA）		男性：150~380 μmol/L 女性：100~300 μmol/L	一般来说，血尿酸值越高，持续时间越长，痛风发作的可能性越大。血尿酸值与临床症状严重程度不一定成正比，血中尿酸水平的高低，与所患的痛风严重程度未必是一致的
尿尿酸（UUA）		1.5~3.57mmol/24h	尿尿酸反映肾小管对尿酸的重吸收和分泌功能，临床上用于判断高尿酸血症是由于尿酸生成过多还是尿酸排泄减少

身体各项指标的测量结果

单位/指标	记录周期														
	1	2	3	4	5	6	7	8	9	10	11	12	13	14	15
请填写 体 重 记 录															
千克															
请填写 BMI计算结果															
数值															
请勾选 饮 食 记 录															
过饱															
正常															
不足															
请勾选 运 动 记 录															
过量															
正常															
不足															
请勾选 情 绪 记 录															
开心															
正常															
忧伤															

注：BMI是体重指数。BMI（kg/m^2）=体重（kg）/[身高（m）×身高（m）]，成年人BMI的正常值在18.5～23.9之间，BMI<18.5是偏瘦，24≤BMI<28是偏胖，28≤BMI≤32是肥胖，BMI>32是过度肥胖。

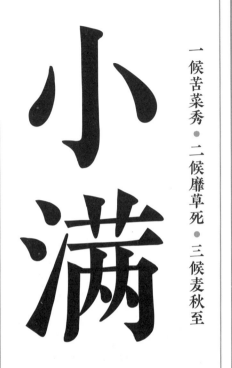

小满

一候苦菜秀 • 二候靡草死 • 三候麦秋至

苦菜秀 苦菜是中国人最早食用的野菜之一,《诗经》中已有记载,"秀"表示谷物抽穗开花。小满时节,漫山遍野的苦菜开着黄色小花,显示出夏天的朝气蓬勃。

靡草死 靡草指喜阴的绿色植物,枝条细小绵软。小满时阳光充足,气温较高,靡草被烈日灼伤而消亡。

麦秋至 "秋"字表示百谷成熟之时,而并非季节上的秋季。古人将谷物播种称为春,谷物收获称为秋,因此虽然还是夏季,却到了小麦成熟收获的季节。

小满一般为每年公历5月20日、21日或22日。小满之名，有两层含义。第一，与降水有关。小满节气期间南方地区暴雨开始增多，降水频繁；民谚云"小满小满，江河渐满"，小满中的"满"，指雨水充盈。第二，与小麦有关。在北方地区小满节气期间降雨较少，甚至无雨，这个"满"不是指降水，而是指小麦的饱满程度。

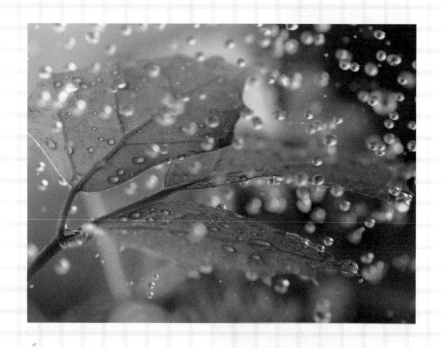

小满时风火相煽，人们也易感到烦躁不安，此时要调整心情，注意保持心情舒畅，胸怀宽广，以防情绪剧烈波动后突发心

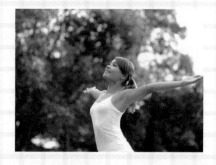

脑血管疾病。此时可多参与一些户外活动，如钓鱼等怡养性情，同时也可在清晨参加体育锻炼，以散步、慢跑、打太极拳等为宜，不宜做过于剧烈的运动，避免大汗淋漓，既伤阴也伤阳。小满时气温升高，人们往往喜爱用冷饮消暑降温，但冷饮过量会导致腹痛、腹泻等病症。痛风常属"湿热痹证"，此时空气湿度大，又值雨季到来，空气的温度和湿度的变化更容易诱发痛风。因此，在这个特殊的痛风高发季，市民预防痛风需注意关节的保暖和环境的除湿，平时开空调制冷的时间不宜过长，温度不宜过低，需特别注意的是不要将冷气出风口直接对着关节狂吹，那样会加重病情。

【疾病认知】

痛风如何分类

痛风是一种慢性代谢紊乱性疾病，按高尿酸血症形成的原因，将痛风分为原发性痛风和继发性痛风两大类。

1.原发性痛风

临床上最为常见，是因嘌呤代谢紊乱和（或）尿酸排泄减少而引发的一组疾病。绝大多数病因尚不清楚，有遗传倾向，属先天性代谢酶缺陷疾病。原发性痛风95%见于成年男子，女性仅占少数。

2.继发性痛风

继发性痛风占痛风的5%～10%，其病因明确，是继发于嘌呤合成增多、尿酸排泄减少的疾病，药物或饮食因素等亦会引起该疾病。

痛风的中医病因病机

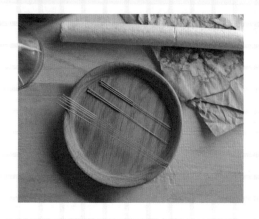

中医学认为引起痛风的主要原因在于先天禀赋不足，后天嗜食肥甘厚腻，日久伤脾，或年老脾肾功能失调，并与劳倦、外感等诱因有关。脾失健运，脾胃升清降浊失司，或久病、年老肾衰，肾气不化、分清泌浊无权，导致湿浊内生，久蕴不解，酿生尿酸浊毒，蕴久化热生痰，痰凝瘀滞经脉、骨节，气血运行受阻而致关节肿胀畸形。此外，劳倦过度，七情内伤，忧思气结，或酗酒食伤，关节外伤，复感风寒，寒湿之邪乘虚入侵经络关节，均可致气血运行不畅，湿浊之毒内生，进而诱发或加重本病。因此，痛风以脾肾亏虚为本，湿热痰瘀、浊毒瘀阻为标，本虚标实。

【中医调治】

中药外敷治疗痛风

1.外敷方

组成：大黄、路路通。

制法及用法：取大黄、路路通各500克，配以500克蜂蜜制成膏剂，根据肿痛部位的大小，将中药膏涂抹于大小适中的纱布垫上，敷于患处，敷药厚度为0.3～0.5厘米，用绷带包扎或胶布固定，再以保鲜膜覆盖，再以胶布固定，防止药物外浸。每天1次，7天为1个疗程。

2.清消止痛散

组成：大黄、苍术、黄柏、牛膝、忍冬藤。

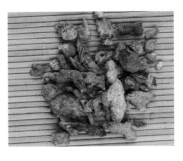

制法及用法：将上药按5：4：3：5：5之比例加工为细末备用。治疗时取该药末30克，加入陈醋将其调成糊状，平摊在5厘米×10厘米的棉纸上，再用同样大小的棉纸覆盖在上面，敷于患处，并用绷带固定，然后用大于药面的保鲜膜包裹，再以胶布固定即可。每日换药1次，连续治疗3天。

【应时而食】

小满后不但天气炎热，而且雨水也较多，饮食调养宜以清淡爽口的素食为主。人们应常吃具有清利湿热、养阴作用的食物，如赤小豆、薏苡仁、绿豆、冬瓜等，当然也可配合药膳进行调理，还可以常饮些生脉饮以益气生津。忌食甘肥滋腻、生湿助湿的食物，如动物脂肪、海鲜等。痛风患者饮食的原则主要有三点：第一是均衡饮食，"味酸则伤筋""味咸则伤骨"。筋属肝，骨属肾，五味偏嗜，影响肝肾气机，筋骨受损，病由此生。故痛风的防治应注意均衡饮食，不偏不嗜。第二是切断诱因，痛风的主要诱发因素为高嘌呤饮食、饮酒等，因而要做到饮食有节，"不时不食""不多食"。第三是持之以恒，痛风病是一种慢性病，应长时间坚持饮食调养。

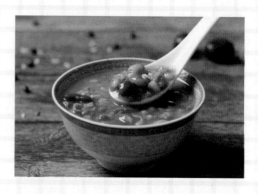

【药膳厨房】

薏仁赤豆冬瓜汤

原料：薏苡仁50克，赤小豆30克，冬瓜500克，盐适量。

做法：薏苡仁、赤小豆洗净，放入锅内，加水适量，浸泡2小时；冬瓜洗净、连皮切片后放入锅中。将泡好的薏苡仁、赤小豆连同冬瓜片以大火煮沸后转小火，煮至豆烂瓜熟，食时可加盐调味。每日1剂，随意食用。

功效：适用于风湿热痹证，表现为关节红肿热痛，痛不可近，得冷则舒，特别是四肢小关节肿大，肌肉酸痛、麻木、重着，关节屈伸不利，等等。

类风湿性关节炎检查结果

项目	检查数值	正常值	临床意义
C反应蛋白（CRP）		< 8.2mg/L	CRP对判断炎症程度和治疗效果有较大意义。类风湿性关节炎活动期，C反应蛋白可升高，升高率达70%~80%，经治疗病情缓解，C反应蛋白则下降
类风湿因子（RF）		< 20U/mL	RF是类风湿性关节炎的诊断标准之一，但并不具有特异性，健康人群亦有5%为阳性，因此需结合临床表现综合考虑
血沉		< 20mm/h	80%左右的类风湿性关节炎患者，在活动期血沉增快。患者病情恢复时，血沉下降
抗链球菌溶血素"O"（抗O或ASO）		< 200IU/ml	类风湿性关节炎抗O一般不高，但90%的活动性风湿关节炎抗O价效增高，常用于两者急性炎症期的鉴别诊断

痛风检查项目

项目	检查数值	正常值	临床意义
血尿酸（UA）		男性：150~380 μmol/L 女性：100~300 μmol/L	一般来说，血尿酸值越高，持续时间越长，痛风发作的可能性越大。血尿酸值与临床症状严重程度不一定成正比，血中尿酸水平的高低，与所患的痛风严重程度未必是一致的
尿尿酸（UUA）		1.5~3.57mmol/24h	尿尿酸反映肾小管对尿酸的重吸收和分泌功能，临床上用于判断高尿酸血症是由于尿酸生成过多还是尿酸排泄减少

身体各项指标的测量结果

单位/指标	记录周期														
	1	2	3	4	5	6	7	8	9	10	11	12	13	14	15
请填写 **体 重 记 录**															
千克															
请填写 **BMI计算结果**															
数值															
请勾选 **饮 食 记 录**															
过饱															
正常															
不足															
请勾选 **运 动 记 录**															
过量															
正常															
不足															
请勾选 **情 绪 记 录**															
开心															
正常															
忧伤															

注：BMI是体重指数。BMI（kg/m^2）=体重（kg）/[身高（m）×身高（m）]，成年人BMI的正常值在18.5～23.9之间，BMI<18.5是偏瘦，24≤BMI<28是偏胖，28≤BMI≤32是肥胖，BMI>32是过度肥胖。

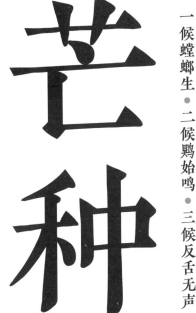

芒种

一候螳螂生 · 二候鵙始鸣 · 三候反舌无声

螳螂生 螳螂又称刀螂，是一种中大型肉食性昆虫，前肢发达呈镰刀状，用来捕食猎物。螳螂分布广泛，以昆虫为食，是很多农业害虫的天敌。一般于八九月产卵，第二年的芒种前后，气温、湿度满足条件后，孵化出幼虫。

鵙始鸣 鵙，古书中指伯劳鸟，常将捕食的猎物挂在带刺的树上，又称屠夫鸟。伯劳鸟生活在开阔的林地，生性凶猛，有"小猛禽"之称。芒种时节伯劳鸟开始繁殖，有危险时它们会大声鸣叫以保护后代。

反舌无声 反舌指反舌鸟，也称百舌鸟，鸣声甜美，能学各种鸟鸣叫。雄鸟全身黑色，嘴橘黄色，眼圈略浅。雌鸟上体黑褐色，下体深褐色，嘴暗绿色至黑色。芒种时节，反舌鸟停止鸣叫。

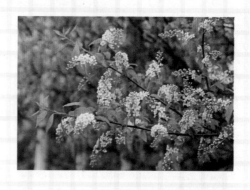

【节气概述】

芒种一般为每年公历6月5日、6日或7日。芒种的含义是"有芒之谷类作物可种，过此即失效"。这个时节气温显著升高，雨量充沛，空气湿度大，适宜种植晚稻等作物。农事以芒种节气为界，过此之后种植成活率就越来越低，这是古代农耕文化与节令的关联。芒种是一个忙于耕种的节气，民间也称其为"忙种"。这个时节，正是南方种稻与北方收麦之时。

【节气养生】

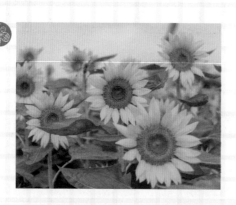

芒种时节，昼长夜短，人们要适当晚睡早起，同时又要注意保证充足的睡眠，因此中午小憩一会儿来缓解疲劳是很有必要的。同时，也要注意根据天气变化增减衣物。俗话说："未食端午粽，破裘不可送。"芒种时节，气温还会有变冷的时候，因此还要注意保暖，以免受凉。为了保养身体，人们的饮食宜以清淡为主。多愁善感、脾气暴躁的人易患神经衰弱，从而影响休息，使肌肉得不到放松，长此以往，颈肩部容易疼痛。此类人一定要注意保持健康、快乐、平和的心态，在有空调的办公室里，也应控制空调温度，不要太低，一般在26℃以上。

痛风的临床表现

痛风早期仅表现为高尿酸血症，有的患者出现以关节疼痛为主的痛风急性发作症状，而有一部分患者无任何不适症状，多在体检时无意中发现尿酸

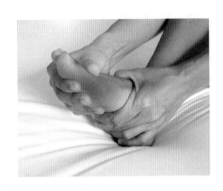

过高。当病情进展到急性关节炎期会出现以下症状：

1.单关节或多关节疼痛，疼痛常在夜间发作。

2.关节疼痛以足的拇指关节或第一跖趾关节最为常见，上述关节也是进入急性关节炎期首先出现疼痛的关节。除此之外，一些人也可以表现为肘关节、踝关节、膝关节的发作性疼痛。

3.疼痛进行性加重，可呈剧痛。

4.出现疼痛的关节周围，可伴有软组织红肿；关节活动受限；局部皮肤紧张、发热、有光泽，外观呈暗红色或紫红色。

5.全身表现包括发热、心悸、寒战、全身乏力、头痛等。

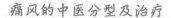

痛风的中医分型及治疗

1.湿热痹阻型：主要表现为双下肢病变，小关节红肿、疼痛，以第一跖趾关节为甚，患处色红、灼热、肿胀。患者多体温偏高，大便干，小

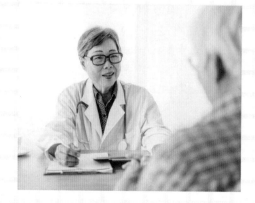

便黄，舌红、苔黄腻，脉滑数。治宜清利湿热、通络止痛，主要方药组成为赤芍、牡丹皮、滑石、生山栀、玄参、生地黄、红花、桃仁、生大黄等。

2.痰浊痹阻型：患者体形多偏胖，关节及其周围反复疼痛肿胀，皮肤暗红，局部偶有酸麻及刺痛，伴有头晕目眩，大便黏滞，舌胖质红、苔白腻，脉弦滑。组方用药多以全瓜蒌、清半夏、白芥子、浙贝母等化痰药为主，再加山药、茯苓、白术等健脾益气之品。

3.瘀毒蕴结型：临床表现为关节反复疼痛，屈伸活动不利，时有肿胀刺痛，患处皮肤紫黯，皮下多有结节，舌紫黯、苔黄厚，脉弦数。本病主要是浊瘀毒邪留滞体内而导致的，宜泄化浊瘀、调益脾肾，方用痛风汤，药用威灵仙、秦艽、土茯苓、草薢、土鳖虫、地龙、山慈菇、桃仁、红花、泽兰、泽泻等。

【中医调治】

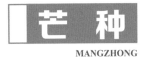

中药熏洗治疗痛风的原理

中药熏洗兼有药力和热力双重作用，药物借助热力透过皮肤直接作用于机体，有内病外治、由表透里、舒筋通络、发汗而不伤营卫的优点，熏洗药物通过皮肤、孔窍、腧穴等被吸收，能够促进局部血液循环，加速无菌性炎症吸收，治疗方法安全，不良反应少，对胃肠道影响不明显，而且对肝、肾的刺激较小，不会给肝、肾造成严重的负担。熏洗所用中药主要为祛风散寒、舒筋活络类药物，如蔓荆子、藁本等。中药熏洗法对痛风的治疗十分有利，且操作便捷，易于接受。

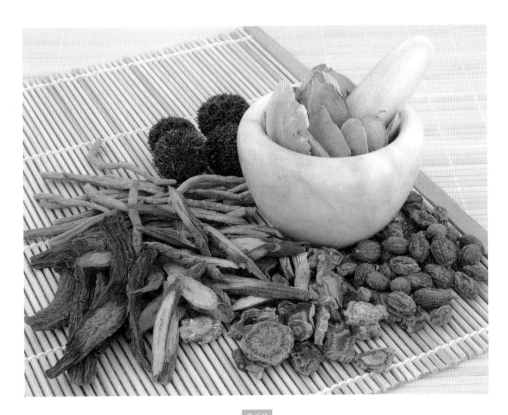

【应时而食】

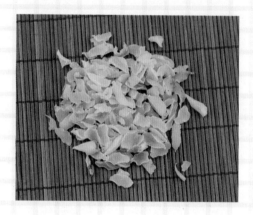

芒种是阳气盛的时节，气候炎热而生机旺盛。此时是新陈代谢的旺盛时期，阳气外发，伏阴在内，气血运行亦相应地旺盛起来，活跃于机体表面。此时的特点是燥热，"热"以"凉"克之，"燥"以"清"祛之。因此，清燥解热是养生的关键。此时人体心火较旺，因此常用些具有清热解毒、清心火作用的药物，如酸角、薄荷、金银花、连翘等来祛暑。茯苓、麦冬、小枣、莲子、百合、竹叶、柏子仁等都能起到养心安神的作用。

【药膳厨房】

菊花葛根粥

原料：菊花15克，葛根50克，粳米50克，冰糖适量。

做法：菊花放入锅中，加水适量，煎后取汁弃渣。葛根洗净，切成碎粒。粳米洗净，与葛根粒、菊花汁一起放锅中，加水适量煮成粥，加入冰糖，煮至冰糖融化即可。

功效：升清降浊、通络止痛。可用于治疗头痛项强、视物不清等症状，也可辅助治疗痛风、各型颈椎病。

类风湿性关节炎检查结果

项目	检查数值	正常值	临床意义
C反应蛋白（CRP）		< 8.2mg/L	CRP对判断炎症程度和治疗效果有较大意义。类风湿性关节炎活动期，C反应蛋白可升高，升高率达70%~80%，经治疗病情缓解，C反应蛋白则下降
类风湿因子（RF）		< 20U/mL	RF是类风湿性关节炎的诊断标准之一，但并不具有特异性，健康人群亦有5%为阳性，因此需结合临床表现综合考虑
血沉		< 20mm/h	80%左右的类风湿性关节炎患者，在活动期血沉增快。患者病情恢复时，血沉下降
抗链球菌溶血素"O"（抗O或ASO）		< 200IU/ml	类风湿性关节炎抗O一般不高，但90%的活动性风湿性关节炎抗O价效增高，常用于两者急性炎症期的鉴别诊断

痛风检查项目

项目	检查数值	正常值	临床意义
血尿酸（UA）		男性：150~380 μmol/L 女性：100~300 μmol/L	一般来说，血尿酸值越高，持续时间越长，痛风发作的可能性越大。血尿酸值与临床症状严重程度不一定成正比，血中尿酸水平的高低，与所患的痛风严重程度未必是一致的
尿尿酸（UUA）		1.5~3.57mmol/24h	尿尿酸反映肾小管对尿酸的重吸收和分泌功能，临床上用于判断高尿酸血症是由于尿酸生成过多还是尿酸排泄减少

请记录

身体各项指标的测量结果

单位/指标	记录周期														
	1	2	3	4	5	6	7	8	9	10	11	12	13	14	15
请填写 **体 重 记 录**															
千克															
请填写 **BMI计算结果**															
数值															
请勾选 **饮 食 记 录**															
过饱															
正常															
不足															
请勾选 **运 动 记 录**															
过量															
正常															
不足															
请勾选 **情 绪 记 录**															
开心															
正常															
忧伤															

注：BMI是体重指数。BMI（kg/m^2）=体重（kg）/[身高（m）×身高（m）]，成年人BMI的正常值在18.5～23.9之间，BMI<18.5是偏瘦，24≤BMI<28是偏胖，28≤BMI≤32是肥胖，BMI>32是过度肥胖。

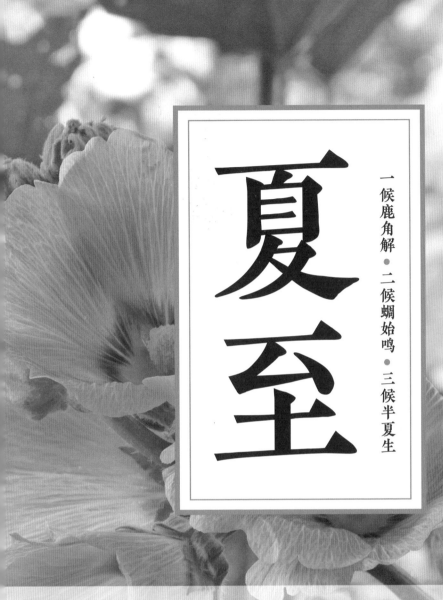

夏至

一候鹿角解 · 二候蜩始鸣 · 三候半夏生

鹿角解　解，有脱落的意思。夏至时节，鹿角会自然脱落。鹿角每年经历生长、死亡、脱落3个过程，其中生长过程长达三四个月。春天来临时，鹿的头顶长出凸起的骨质结构，交配期生长至最大，交配期结束后脱落。

蜩始鸣　蜩，即蝉、知了。夏至之后，蝉开始鸣叫。雄蝉腹部有一个发声器，能连续不断地发出响亮的声音，雌蝉腹部也有发声器，但不能发出声音。蝉的一生要经过卵、若虫、成虫3个阶段，雌蝉在树上产卵，隔年经过太阳照射，卵孵化出幼虫钻入地下生活，成虫则回到树上生活。

半夏生　半夏是多年生草本植物，生长在溪边阴湿的草丛中或树下，地下部分的白色小块茎可入药，有良好的止咳祛痰作用，生食有毒。

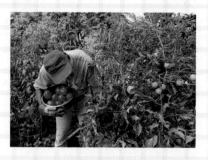

夏至一般在每年公历6月21日或22日。夏至这天，太阳直射地面的位置到达一年的最北端，几乎直射北回归线，此时，北半球各地的白昼时间达到全年最长。对于北回归线及其以北的地区来说，夏至也是一年中正午太阳高度最高的一天。气温高、湿度大、不时出现雷阵雨，是夏至后的天气特点。夏至在中夏之位，即午位，午属阳；夏至虽然阳气较盛，且白昼最长，但却未必是一年中最热的一天，因为此时地表的热量仍在积蓄中。夏至既是二十四节气之一，也是古时民间"四时八节"中的一个节日，自古民间就有在夏至拜神祭祖的习俗。

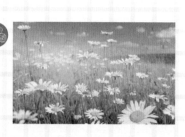

夏至前后人们明显感觉疲乏燥热和心悸气短，食欲也会明显下降。起居调养，应顺应自然界阳盛阴衰的变化，宜适度晚睡早起，同时合理安排午休时间，一为避免炎热之势，二可消除疲劳之感。每日用温水洗澡也是值得提倡的健身措施，不仅可以洗掉汗水、污垢，使皮肤清洁凉爽，消暑防病，而且能达到锻炼身体的目的。另外，夏日炎热，腠理开泄，易受风寒湿邪侵袭，在有空调的房间保持室内外温差不宜过大，更不宜夜晚露宿。关节疾病患者在炎热的夏季，使用电扇或空调时，要注意温度不能太低，并且不要长时间对腰部进行刺激，不然会导致腰部肌肉痉挛，血管收缩，从而导致局部血液循环逐渐减慢，关节的营养供给受到影响，内部的压力逐渐升高，从而可能会在一定程度上导致病情加重。

【疾病认知】

痛风对人体的危害

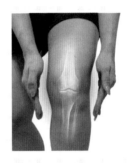

痛风是尿酸代谢异常所引起的全身疾病，主要表现为血尿酸升高，关节炎反复发作。关节炎的发生部位约75%在足部拇指关节，其他主要为膝关节。关节、肾脏或其他组织中尿酸盐沉积会引起这些器官的损害和痛风石的形成。关于痛风的危害，有专家指出，痛风首先会造成患者身体上的痛苦。

1.关节疼痛与压痛。关节肿胀越明显，疼痛越重，甚至呈现剧烈疼痛。

2.关节肿胀。凡受累的关节均可出现肿胀，关节肿胀提示炎症较重。典型的表现为关节周围均匀性肿大，例如近端指间关节的梭形肿胀；关节肿胀发生在四肢小关节时最易被检查出来。

3.痛风性肾病。痛风如果没得到妥善治疗，即人体长期持续患高尿酸血症，会使过多的尿酸盐结晶沉淀在肾脏内，造成痛风性肾病，或引起肾脏的机能障碍。

4.其他并发症。尿酸排泄阻碍，就易引起高脂血症、糖尿病等。

痛风常用的中医治疗方法

1.中药治疗

比较常见的是大量使用利尿、排泄体内尿酸的药，比如车前子等，这些药物可以促使患者排出体内蓄积的尿酸，减少尿酸对身体的刺激，从而从根本上解决痛风的问题。

2.针灸治疗

通过穴位调理痛风，比如昆仑、内关、太冲等穴，对这些穴位的按摩和针刺都有促进血液循环的作用，可以明显改善痛风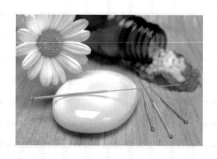的症状，有利于排出尿酸，减轻痛风带来的疼痛。

3.穴位贴敷治疗

组成：防风、当归、藁本、独活、荆芥穗、牡荆叶各30克。

制法及用法：上药研为粗末，加盐120克同炒热，袋盛熨之，冷则易。热敷患处。

【中医调治】

中医推拿疗法治疗痛风

根据存在炎症的关节和疼痛部位取相应穴位，采取平、推、拿、按、捻、搓、摇等手法，由轻到重进行。每日1~2次，每次15~30分钟。

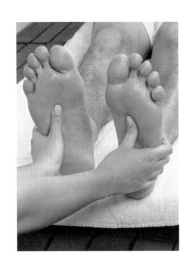

1.点按大椎、风池、肾俞，揉拿手、足三阴经，点按手三里、肩髃、合谷。每次20分钟，每日1次，7次为1个疗程。

2.按揉地五会等穴及足部各小关节至踝关节，重按足底侧、背侧趾骨间隙，重推亦可；捻拔摇各趾及踝关节，每次20分钟，每日1次。适用于痛风偏于下肢关节疼痛者。

3.点揉手背侧合谷、阳溪、阳池、外劳宫及手部各小关节至腕关节。每次20分钟，每日1次，7次为1个疗程，适用于痛风偏于上肢关节疼痛者。

【应时而食】

夏至阳气旺，也是一年中人体新陈代谢较旺盛的时节。根据春夏养阳的原则，此时是补养阳气的最佳时节。夏至时节，人们时常感到食欲不振，此时宜适当食用酸味食物，酸味食物有敛汗开胃、清热散火的作用。苹果、葡萄、木瓜、枇杷等平和的水果，适合各种体质的人吃，荔枝、杧果、菠萝等热带水果易上火，不宜多吃。体质虚寒者及老年人最好少吃香蕉、西瓜等寒凉类水果。饮食应以温补为主，不要吃冷食，以免阻碍阳气的升发和濡养功能，建议以富含蛋白质、钙、维生素等营养物质的食物为主。蛋白质是肌肉、肌腱组织的重要组成部分，牛肉、鸡蛋、牛奶、鱼肉等可以补充人体所需要的蛋白质。钙可以提高骨骼坚硬度，维生素是人体所必需的营养物质之一。

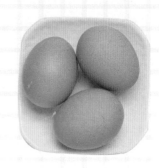

【药膳厨房】

板栗烧牛筋

原料：板栗200克，牛蹄筋50～100克，葱段、姜粒、料酒、酱油、植物油各适量。

做法：板栗去壳，牛蹄筋用清水泡发、洗净。锅中放植物油烧热后，爆香葱段、姜粒，下牛蹄筋稍炒，再加水、料酒、酱油各适量，用小火焖煮2个小时；放入板栗同烧，煮至板栗、牛蹄筋软烂即成。一天吃1剂，每周吃3次，连吃8周以上。

功效：补肾壮骨、补肝强筋、健腰膝、利关节。适用于腰膝无力、关节疼痛的骨关节病。

类风湿性关节炎检查结果

项目	检查数值	正常值	临床意义
C反应蛋白（CRP）		< 8.2mg/L	CRP对判断炎症程度和治疗效果有较大意义。类风湿性关节炎活动期，C反应蛋白可升高，升高率达70%~80%，经治疗病情缓解，C反应蛋白则下降
类风湿因子（RF）		< 20U/mL	RF是类风湿性关节炎的诊断标准之一，但并不具有特异性，健康人群亦有5%为阳性，因此需结合临床表现综合考虑
血沉		< 20mm/h	80%左右的类风湿性关节炎患者，在活动期血沉增快。患者病情恢复时，血沉下降
抗链球菌溶血素"O"（抗O或ASO）		< 200IU/ml	类风湿性关节炎抗O一般不高，但90%的活动性风湿性关节炎抗O价效增高，常用于两者急性炎症期的鉴别诊断

痛风检查项目

项目	检查数值	正常值	临床意义
血尿酸（UA）		男性：150~380 μmol/L 女性：100~300 μmol/L	一般来说，血尿酸值越高，持续时间越长，痛风发作的可能性越大。血尿酸值与临床症状严重程度不一定成正比，血中尿酸水平的高低，与所患的痛风严重程度未必是一致的
尿尿酸（UUA）		1.5~3.57mmol/24h	尿尿酸反映肾小管对尿酸的重吸收和分泌功能，临床上用于判断高尿酸血症是由于尿酸生成过多还是尿酸排泄减少

身体各项指标的测量结果

单位/指标	记录周期														
	1	2	3	4	5	6	7	8	9	10	11	12	13	14	15
请填写 体 重 记 录															
千克															
请填写 BMI计算结果															
数值															
请勾选 饮 食 记 录															
过饱															
正常															
不足															
请勾选 运 动 记 录															
过量															
正常															
不足															
请勾选 情 绪 记 录															
开心															
正常															
忧伤															

注：BMI是体重指数。BMI（kg/m^2）=体重（kg）/[身高（m）×身高（m）]，成年人BMI的正常值在18.5～23.9之间，BMI<18.5是偏瘦，24≤BMI<28是偏胖，28≤BMI≤32是肥胖，BMI>32是过度肥胖。

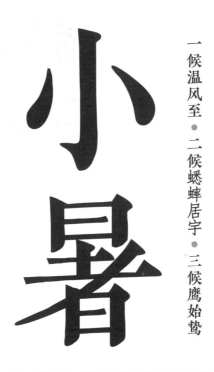

小暑

一候温风至 • 二候蟋蟀居宇 • 三候鹰始鸷

温风至 温风，即热风。小暑时节，几乎不再有凉风，所到之处都是热风，预示着最炎热的夏日即将来临。

蟋蟀居宇 "七月在野，八月在宇，九月在户，十月蟋蟀入我床下。"（出自《诗经·七月》）。其中，八月指农历六月，即小暑时节，宇有屋檐的意思。蟋蟀因受不了田野的热气，躲到屋檐或院子的角落避暑。

鹰始鸷 鸷，有凶猛、凶狠的意思。小暑时候，鹰受不了地面热气，飞到天空中避暑。另一种说法是，鹰从小暑开始教导小鹰捕食。

小暑一般为每年公历7月7日或8日。《月令七十二候集解》："暑，热也。就热之中，分为大小，月初为小，月中

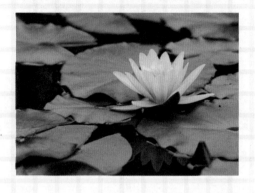

为大，今则热气犹小也。"小暑开始进入伏天，所谓"热在三伏"，三伏天通常出现在小暑与处暑之间，是一年中气温最高且又潮湿、闷热的时段。民间有饮伏茶、晒伏姜、烧伏香等习俗。

时当小暑之际，气候炎热，人易感心烦不安、疲倦乏力，在自我养护和锻炼时，我们应顺应时节。中医讲究"春夏养阳"，夏季为心所主而顾护心阳，平心静气，方能确保心脏机能的旺盛。《黄帝内经》记载，"喜怒不节则伤脏"，这是因为人体的情志活动与内脏有密切关系。夏主脾土，夏季多雨水，雨多则湿，湿易困脾胃而侵袭胃肠道，故夏季又是消化道疾病的多发季节，饮食调养上要做到食饮有节。饮食应以适量为宜，不宜过饥或过饱。过饥则化源不足，而致气血不足，引起形体倦怠消瘦，正气虚弱，抵抗力降低，继发其他病症；过饱，会影响脾胃的消化、吸收和运化功能，导致饮食阻滞，出现脘腹胀满、嗳腐吞酸、厌食、吐泻等食伤脾胃之病。

疾病认知

痛风的检查

1.血尿酸测定

高尿酸血症是痛风的重要生化指标之一，血尿酸的平衡取决于嘌呤的吸收、生成与分解、排泄。现今国内外大多采用 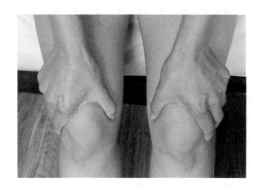 血尿酸氧化酶法。一般情况下，男性>420μmol/L，女性>350μmol/L，可确定为高尿酸血症。

2.尿尿酸测定

尿酸是细胞内核酸、嘌呤代谢的最终产物，它以一定的速度产生，并且在体内形成尿酸池，然后从肾脏排泄。正常尿酸的测定是在限制嘌呤饮食5天后留取24小时尿，用尿酸氧化酶等方法检查。正常水平为1.5～3.57mmol/24h。

3.滑囊液或痛风石内容物检查

行关节腔穿刺或取结节自行破溃物及穿刺结节内容物，在旋光显微镜下，见白细胞内有双折光现象的针状尿酸盐结晶，有诊断学意义。

4.X线检查

早期急性关节炎除软组织肿胀外，关节显影正常，反复发作后才有骨质改变，首先为关节软骨缘破坏，关节面不规则，关节间隙狭窄，病变发展则在软骨下骨质及骨髓内均可见痛风石沉积，骨质呈凿孔样缺损，无论缺损范围大小，其边缘均锐利，呈半圆形或连续弧形，骨质边缘可有增生反应。

5.痛风石特殊检查

对痛风结节可做活组织检查，或特殊化学试验鉴定，还可做紫外分光光度计测定及尿酸氧化酶分解测定。

痛风患者的生活调理

1.管住嘴

痛风患者主张低嘌呤饮食，限制中嘌呤饮食，禁止高嘌呤饮食，因此，痛风患者要注意少吃动物内脏、贝类、比目鱼、沙丁鱼等高嘌呤食物。

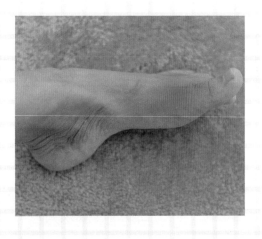

2.迈开腿

急性发作期的痛风患者应该卧床休息，尽量不活动，当关节症状逐渐缓解之后，即没有肿胀、疼痛的表现的时候，可以适当运动，比如慢跑、游泳、散步等。

3.多喝水

痛风患者每日饮水量要大于2000毫升，这样有助于促进尿酸的排泄。

中药外敷外搽治疗痛风

1.芙蓉叶、生大黄、赤小豆各等分，共研为细末，加入凡士林，比例为4：6，调和成膏，外敷患处，每日1次。适用于湿热痹阻型痛风。

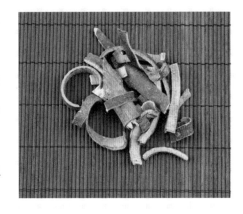

2.侧柏叶30克，大黄30克，黄柏15克，薄荷15克，泽兰15克。共研为细末，加蜂蜜适量，再加水调成糊，外敷患处。适用于湿热蕴结型痛风。

3.草乌、炮姜各90克，赤芍、白芷、天南星各30克，肉桂15克，共研为细末，加4倍量凡士林，调成膏，外敷患处。适用于瘀血型痛风。

4.取生草乌、生川乌、全当归、白芷、肉桂各30克，红花20克，倒入60度白酒1000毫升。浸泡48小时后，再加入风油精20毫升，混合后，每次取适量外搽患处关节，10日为1个疗程。用于痛风性关节炎引起的关节痛。

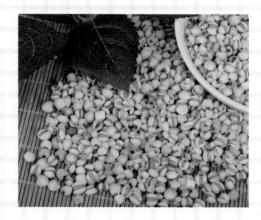

【应时而食】

"小暑大暑，上蒸下煮"。夏天炎热、潮湿的气候，使人体脾胃受阻，出现四肢无力、精神萎靡、恶心出汗、大便稀溏、舌苔厚腻等症状，甚至有低热等表现。除了积极服用药品外，在饮食上要清淡，少食油腻，多食薄荷、生姜、荷叶、陈皮等醒脾的食物。可用薏苡仁、白扁豆、荷叶煮粥吃。小暑饮食调养应注意防暑降温，饮食上要增加营养，多食清淡解暑的食物，如面条、薏苡仁、粳米、绿豆、绿豆芽、苦瓜、冬瓜、黄瓜、丝瓜、蚕豆等。

【药膳厨房】

水煮大白菜

原料：大白菜1棵，辣椒、花椒、去皮生姜各适量。

做法：大白菜洗净后放入开水锅中，加入辣椒、花椒、去皮生姜，煮至大白菜熟烂即可。

功效：通便、排毒、泻热。

类风湿性关节炎检查结果

项目	检查数值	正常值	临床意义
C反应蛋白（CRP）		<8.2mg/L	CRP对判断炎症程度和治疗效果有较大意义。类风湿性关节炎活动期，C反应蛋白可升高，升高率达70%~80%，经治疗病情缓解，C反应蛋白则下降
类风湿因子（RF）		<20U/mL	RF是类风湿性关节炎的诊断标准之一，但并不具有特异性，健康人群亦有5%为阳性，因此需结合临床表现综合考虑
血沉		<20mm/h	80%左右的类风湿性关节炎患者，在活动期血沉增快。患者病情恢复时，血沉下降
抗链球菌溶血素"O"（抗O或ASO）		<200IU/ml	类风湿性关节炎抗O一般不高，但90%的活动性风湿性关节炎抗O价效增高，常用于两者急性炎症期的鉴别诊断

痛风检查项目

项目	检查数值	正常值	临床意义
血尿酸（UA）		男性：150~380 μmol/L 女性：100~300 μmol/L	一般来说，血尿酸值越高，持续时间越长，痛风发作的可能性越大。血尿酸值与临床症状严重程度不一定成正比，血中尿酸水平的高低，与所患的痛风严重程度未必是一致的
尿尿酸（UUA）		1.5~3.57mmol/24h	尿尿酸反映肾小管对尿酸的重吸收和分泌功能，临床上用于判断高尿酸血症是由于尿酸生成过多还是尿酸排泄减少

请记录
身体各项指标的测量结果

单位/指标	记录周期														
	1	2	3	4	5	6	7	8	9	10	11	12	13	14	15
请填写 **体 重 记 录**															
千克															
请填写 **BMI计算结果**															
数值															
请勾选 **饮 食 记 录**															
过饱															
正常															
不足															
请勾选 **运 动 记 录**															
过量															
正常															
不足															
请勾选 **情 绪 记 录**															
开心															
正常															
忧伤															

注：BMI是体重指数。BMI（kg/m²）=体重（kg）/[身高（m）×身高（m）]，
　　成年人BMI的正常值在18.5～23.9之间，BMI<18.5是偏瘦，24≤BMI<28是
　　偏胖，28≤BMI≤32是肥胖，BMI>32是过度肥胖。

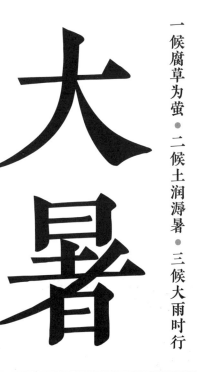

大暑

一候腐草为萤 · 二候土润溽暑 · 三候大雨时行

腐草为萤 "季夏三月，腐草为萤"，古人认为大暑之后，腐败的枯草会化为萤火虫。其实是萤火虫将卵产在了枯枝落叶中，大暑时节孵化后，就仿佛是枯草变成了萤火虫。

土润溽暑 溽暑，即潮湿而闷热。大暑时土壤湿润，空气闷热且湿度很高，人们常常感觉不适，是一年中最热、最难熬的时节。

大雨时行 大暑节气快要结束时，常有大的雷雨出现，雨势大但持续时间不长。大雨使暑湿减弱，天气渐渐向秋天过渡。

大暑一般在每年公历的7月22日、23日或24日，是夏季最后一个节气，是反映炎热程度的气温类节气。《月令七十二候集解》中说："暑，热也。就热之中，分为大小，月初为小，月中为大，今则热气犹小也。"大暑时节高温酷热，雷暴、台风频繁，且正值"三伏天"里的"中伏"前后，是一年中最热的时段。大暑时节温度偏高、潮湿多雨，因此在此季节，特别是在江南一带，雨水过多，晴天过少，导致关节病高发，让很多中老年关节病患者十分痛苦。

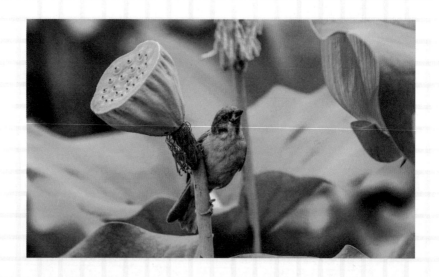

大暑节气正是酷热盛行之时，天气炎热，火邪亢盛，火邪伤津耗气，因此有"暑天无病三分虚"的说法。此时需要化气生津，补充身体气津的亏耗，以改善症状。湿邪困阻气机，胸中气机不展，人就容易心生烦闷，此时可以将新鲜的藿香叶、薄荷叶、佩兰、艾叶等微微水煎，用煎好的药汁来泡澡。大暑时节要避免在闷热环境中进行过度户外运动，但可以

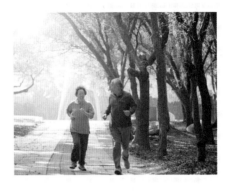

适当地加大户外运动量，选择慢跑、爬山等运动皆可。注意出汗后，要及时补充体液，喝热水或热茶，不可冷水淋浴。此外，大暑时节，人体元气不足，不可狂欢喊叫，损伤肺气，应静心寡言，以养元气。

【疾病认知】

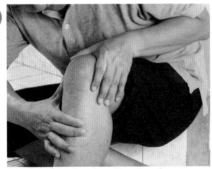

痛风的西医治疗

目前治疗痛风的西药主要有消炎止痛药与降尿酸药两大类，临床上需要根据痛风病情处于的不同时期，有选择性地应用治疗药物。

1.若病情处于急性发作期，关节红、肿、热、痛明显时，目前提倡尽早使用消炎止痛药，主要为非甾体类消炎止痛药，如双氯芬酸钠、美洛昔康、依托考昔、塞来昔布、尼美舒利等。

2.若病情处于稳定期，关节红、肿、热、痛已经消

退，但存在明显的血尿酸升高，此时需要使用降尿酸药，降尿酸药主要包括抑制内源性尿酸生成类药物，如非布司他、别嘌醇等，或促进尿酸排泄类药物，如苯溴马隆等。

治疗痛风的单方、验方

1.山慈菇30克。水煎2次，共取汁400毫升，分2次服。该方含有秋水仙碱成分，能有效缓解痛风发作，用于痛风发作期。

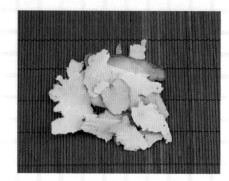

2.土茯苓30克。水煎2次，共取汁，每日服2次，每次服200毫升。用于痛风发作期，能增加尿酸排泄，降低血尿酸。

3.草薢60克，水煎2次，共取汁400毫升，每日分2次服。用于痛风发作期和缓解期，能增加尿酸排泄，降低血尿酸水平。

4.豨莶草、臭梧桐各15克。水煎2次，共取汁400毫升，每日分2次服。用于风寒湿痹型痛风。

5.地龙12克，当归、五灵脂、牛膝、羌活、香附、桃仁各10克，乳香6克，生甘草6克。痰热加酒炒黄芩、黄柏各10克。水煎3次，共取汁600毫升，混合后分3次服。用于气血瘀滞型痛风。

【中医视角】

足部按摩疗法治疗痛风

痛风一般会影响关节，尤其是指关节，所以按摩时以足部治疗为主。

1.食指关节刮压足部肾、输尿管、膀胱、尿道、腹腔神经丛反射区5～7分钟。

2.食指关节刮压足部甲状腺反射区20～30次。

3.食指关节点按足部甲状旁腺、肾上腺反射区30～50次。

4.食指关节按揉足部肝、胆、脾、胃肠道、脊椎、生殖腺、坐骨神经反射区各20～30分钟。

5.拇指按揉病变关节对应的足部反射区3～5分钟。

6.拇指点按侠溪、丘墟、陷谷、内庭、足三里、然谷、太溪、至阴、昆仑等穴位各30～50次。

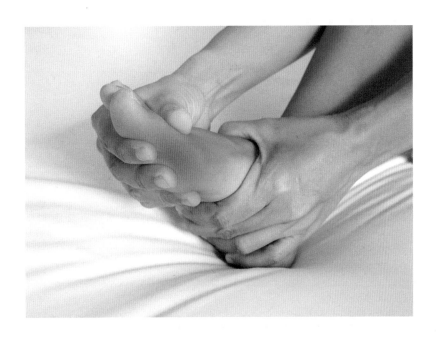

【中医调治】

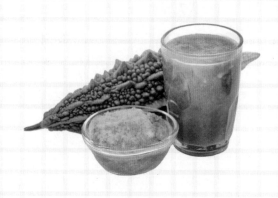

【应时而食】

大暑期间，应该多吃丝瓜、西蓝花和茄子等当季蔬菜。大暑时节天气酷热，人出汗多，脾胃动力相对较差。山药有补脾健胃、益气补肾的作用。多吃此类益气养阴的食品，可以促进消化，改善腰膝酸软，使人感到精力旺盛。大暑时节，适当吃点苦瓜、苦菜等苦味食物，不仅可以开胃，还可醒脑，使人产生轻松的感觉，从而起到祛湿除烦的作用。另外，吃姜有助于祛除体内寒气，大家可以尝试一下姜炒牛肉、子姜炒耳等菜式，但吃姜的时间也有讲究，最好不要在晚上吃。

【药膳厨房】

冬瓜皮饮

原料：冬瓜皮100克，玉米须30克，白茅根30克。

做法：煎煮代茶饮。

功效：利尿消肿。主治湿重困乏、下肢肿胀，以及各种原因引起的水肿。

类风湿性关节炎检查结果

项目	检查数值	正常值	临床意义
C反应蛋白（CRP）		<8.2mg/L	CRP对判断炎症程度和治疗效果有较大意义。类风湿性关节炎活动期，C反应蛋白可升高，升高率达70%~80%，经治疗病情缓解，C反应蛋白则下降
类风湿因子（RF）		<20U/mL	RF是类风湿性关节炎的诊断标准之一，但并不具有特异性，健康人群亦有5%为阳性，因此需结合临床表现综合考虑
血沉		<20mm/h	80%左右的类风湿性关节炎患者，在活动期血沉增快。患者病情恢复时，血沉下降
抗链球菌溶血素"O"（抗O或ASO）		<200IU/ml	类风湿性关节炎抗O一般不高，但90%的活动性风湿性关节炎抗O价效增高，常用于两者急性炎症期的鉴别诊断

痛风检查项目

项目	检查数值	正常值	临床意义
血尿酸（UA）		男性：150~380 µmol/L 女性：100~300 µmol/L	一般来说，血尿酸值越高，持续时间越长，痛风发作的可能性越大。血尿酸值与临床症状严重程度不一定成正比，血中尿酸水平的高低，与所患的痛风严重程度未必是一致的
尿尿酸（UUA）		1.5~3.57mmol/24h	尿尿酸反映肾小管对尿酸的重吸收和分泌功能，临床上用于判断高尿酸血症是由于尿酸生成过多还是尿酸排泄减少

请记录
身体各项指标的测量结果

单位/指标	记录周期														
	1	2	3	4	5	6	7	8	9	10	11	12	13	14	15
请填写 体 重 记 录															
千克															
请填写 BMI计算结果															
数值															
请勾选 饮 食 记 录															
过饱															
正常															
不足															
请勾选 运 动 记 录															
过量															
正常															
不足															
请勾选 情 绪 记 录															
开心															
正常															
忧伤															

注：BMI是体重指数。BMI（kg/m^2）=体重（kg）/[身高（m）×身高（m）]，成年人BMI的正常值在18.5～23.9之间，BMI<18.5是偏瘦，24≤BMI<28是偏胖，28≤BMI≤32是肥胖，BMI>32是过度肥胖。

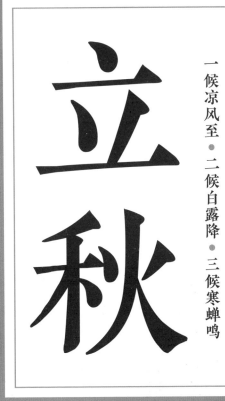

立秋

一候凉风至 · 二候白露降 · 三候寒蝉鸣

凉风至 立秋之后，我国大部分地区开始刮偏北风，偏南风逐渐减少，随着气温的降低，此时的风给人们带来丝丝凉意，已不是酷暑时的热风。

白露降 古人认为立秋后，湿气凝结为露，而秋属金，金在五行中对应白色，故称为"白露"。现代科学表明，立秋后天气逐渐转凉，昼夜温差较大，夜晚空气中的水汽遇冷凝结成水珠，密集地附着在花草树木上。

寒蝉鸣 寒蝉，即秋天的蝉。立秋后，蝉感知到气温凉爽、光照适宜，于是开始鸣叫求偶。雄蝉通过振动腹部的发声器来鸣叫，吸引雌蝉进行交配。

立秋一般在每年公历8月7日、8日或9日，是反映季节变化的节气。立秋是阳气渐收、阴气渐长，由阳盛逐渐转变为阴盛的转折。在自然界，万物开始从繁茂成长趋向成熟。《月令七十二候集解》："秋，揪也。物于此而揪敛也。""立"是开始的意思，"秋"是庄稼成熟的时期。立秋不仅预示暑去凉来，也表示草木开始结果孕子，收获的季节到了。立秋以后，下一次雨天气便更凉快一点，因而有"一场秋雨一场寒"的说法。

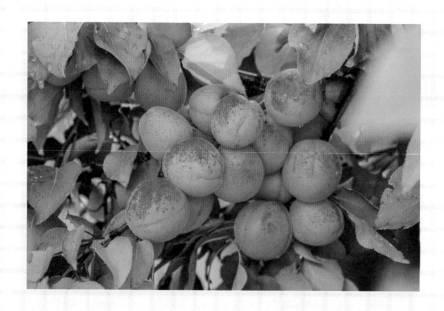

立秋后白天仍然炎热，但早晚寒气渐盛，虚弱的人群要避免寒气侵体。不同于长夏属湿，入秋后燥令当时，天气干燥，靠近暑天属"温燥"，靠近冬天属"凉燥"。中医讲求"燥邪伤肺"，无论是温燥还是凉燥，燥气易

伤肺。肺燥咳嗽，以夜晚发生较为常见。温燥容易"动血"，因此在这个季节人们适合多吃一些具有温润性质的食物，如银耳、

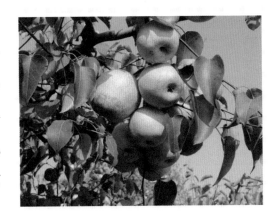

百合、蜂蜜、核桃、芝麻、梨、荸荠、芦根等，既清热又润燥。"秋冬养阴"，此季节开始，养生方式可以转变，改为滋养人体阴液。人们可以在睡前对屋内进行浸湿，向地上洒水，这样可以保持屋内空气湿润，成人也应当注意保护皮肤，适当地应用润肤品。

【疾病认知】

什么是颈椎病

颈椎病又称颈椎综合征，是由多种原因引起的颈椎及附近软组织的急性或慢性损伤，从而刺激和压迫颈神经根、颈骨髓、椎动脉和颈交感神经所出现的综合征。该病多发生于40～60岁的中老年人，长期低头伏案工作或有过颈部损伤史者更为多见。近年来，其发病率逐渐增多，且趋于年轻化，应引起足够的重视。本病主要表现为头、颈、肩臂或胸部疼痛、麻木，甚至出现肢体功能失常，导致瘫痪，严重影响了患者的工作和生活。

颈椎病的中医认识

颈椎病属中医学"痹证"的范畴，自古就有关于颈椎病的论述，但没有明确的颈椎病名称及对病因的描述。历代多用"眩晕""项痹""头痛""颈肩痛"等来描述其病名，对于病因也有不同论述。《黄帝内经》曰，"风寒湿三气杂至，合而为痹也"，其发病

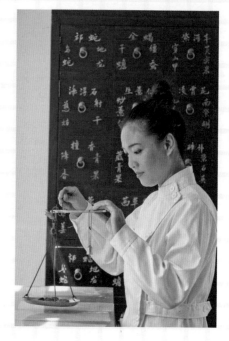

多为风寒湿外邪侵袭，闭阻经络而致。《黄帝内经》曰，"诸痉项强，皆属于湿"，再次说明颈椎病发病与湿邪有关。

药枕治疗颈椎病

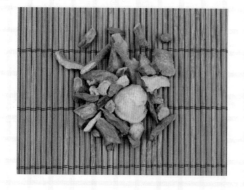

1.取葛根、藁本、川芎、薄荷、红花、桃仁、伸筋草、透骨草、桂枝各30～50克，放入枕头大小的布袋中，睡觉时置于头部及颈部后

侧，药枕高度以与自己的拳头高度一致为宜。

2.取通草300克，白芷100克，红花100克，菊花200克，佩兰100克，川芎100克，桂枝60克，厚朴100克，石菖蒲80克。将这些药混合并加工，使之软硬适度，制成药枕。

3.取当归、羌活、藁本、川芎、赤芍、红花、地龙、石菖蒲、灯心草、细辛、桂枝、丹参、防风、川乌、附子、威灵仙、菜菔子各300克，乳香、没药各200克，冰片20克。将上药去除粗梗，共研粗末，制成药枕，供睡卧使用。每天使用时间不可少于6小时，使用3~6个月。

4.取侧柏叶、艾叶、野菊花、夏枯草、桑叶、晚蚕沙、稽豆衣、淫羊藿、通草、薄荷、苏梗、苍术15~30克，做成枕头；另以丁香、肉桂、山柰、荜茇、冰片、樟脑各3克，另包一袋置枕中。此药枕供睡眠使用，每周使用2~3次，5周为1个疗程。

 【应时而食】 立秋虽然标志着秋季的开始，但立秋后的一段时间内气温通常还较高，空气的湿度也还很大，人们会有闷热、潮湿的感觉。因此，初秋进补宜清补而不宜过于滋腻。此时不妨适当多喝点绿豆粥、荷叶粥、赤小豆粥、大枣莲子粥、山药粥等粥品。对于一些脾胃虚弱、消化不良的朋友而言，此时一定要与滋腻的养阴之品如鹿角胶、阿胶等"划清界限"，否则，非常容易加重食欲不振、消化不良等症状，脾胃虚弱者若适当多喝点具有健脾利湿作用的薏苡仁粥、白扁豆粥则对身体大有裨益。从中医的角度讲，暑热伤阴又伤气，容易导致人气阴两虚；从西医的角度讲，天气热，汗多，

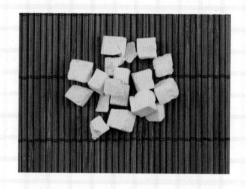

容易导致人缺水，乏力，口渴。因此，制作药膳时可选用麦冬、人参、生地黄等滋阴的药材，以及党参、北黄芪、白术、茯苓、薏苡仁等健脾祛湿的药材。

【药膳厨房】

桃仁鸡丁

原料：桃仁15克，鸡丁100克，菜椒2个，料酒、植物油、盐、味精、水淀粉各适量。

做法：将桃仁入油锅炸至微黄，捞出备用。将菜椒去籽，洗净后切块。起油锅，放入桃仁、鸡丁翻炒片刻，加料酒、清水、盐，翻炒至鸡丁五成熟，倒入菜椒块，继续翻炒至将熟，调入水淀粉、味精等，勾芡即成。佐餐，随量食用。

功效：补血活血。适用于血虚瘀滞引起的颈椎病。

类风湿性关节炎检查结果

项目	检查数值	正常值	临床意义
C反应蛋白（CRP）		<8.2mg/L	CRP对判断炎症程度和治疗效果有较大意义。类风湿性关节炎活动期，C反应蛋白可升高，升高率达70%~80%，经治疗病情缓解，C反应蛋白则下降
类风湿因子（RF）		<20U/mL	RF是类风湿性关节炎的诊断标准之一，但并不具有特异性，健康人群亦有5%为阳性，因此需结合临床表现综合考虑
血沉		<20mm/h	80%左右的类风湿性关节炎患者，在活动期血沉增快。患者病情恢复时，血沉下降
抗链球菌溶血素"O"（抗O或ASO）		<200IU/ml	类风湿性关节炎抗O一般不高，但90%的活动性风湿性关节炎抗O价效增高，常用于两者急性炎症期的鉴别诊断

痛风检查项目

项目	检查数值	正常值	临床意义
血尿酸（UA）		男性：150~380 μmol/L 女性：100~300 μmol/L	一般来说，血尿酸值越高，持续时间越长，痛风发作的可能性越大。血尿酸值与临床症状严重程度不一定成正比，血中尿酸水平的高低，与所患的痛风严重程度未必是一致的
尿尿酸（UUA）		1.5~3.57mmol/24h	尿尿酸反映肾小管对尿酸的重吸收和分泌功能，临床上用于判断高尿酸血症是由于尿酸生成过多还是尿酸排泄减少

身体各项指标的测量结果

单位/指标	记录周期														
	1	2	3	4	5	6	7	8	9	10	11	12	13	14	15
请填写 **体 重 记 录**															
千克															
请填写 **BMI 计 算 结 果**															
数值															
请勾选 **饮 食 记 录**															
过饱															
正常															
不足															
请勾选 **运 动 记 录**															
过量															
正常															
不足															
请勾选 **情 绪 记 录**															
开心															
正常															
忧伤															

注：BMI是体重指数。BMI（kg/m^2）=体重（kg）/[身高（m）×身高（m）]，成年人BMI的正常值在18.5～23.9之间，BMI<18.5是偏瘦，24≤BMI<28是偏胖，28≤BMI≤32是肥胖，BMI>32是过度肥胖。

处暑

一候鹰乃祭鸟 · 二候天地始肃 · 三候禾乃登

鹰乃祭鸟 祭鸟，即将鸟像祭品一样摆放。处暑时节可供鹰捕食的鸟类数量很多，鹰捕捉到鸟类后并不立刻食用，而是将其摆放在地上，如同祭祀一般。

天地始肃 肃有萎缩、凋零的意思。处暑之后，天气逐渐变冷，万物开始凋零，天地间充满肃杀之气。古时有"秋决"的说法，即顺应天地肃杀之气而行刑。

禾乃登 禾是黍、稷、稻等农作物的总称，登是成熟的意思。处暑时节，水稻、小麦、高粱等农作物相继成熟，进入收获的季节，田间一片繁忙的景象，家家户户洋溢着丰收的喜悦。

处暑一般在每年公历8月22日、23日或24日，是反映气温变化的一个节气。《月令七十二候集解》："七月中。处，止也。暑气至此而止矣。"处暑即出暑，表示酷热难熬的天气到了尾声，暑气开始消退。这个时节白天热，早晚凉，昼夜温差大，庄稼成熟快，正所谓"处暑禾田连夜变"，处暑时节到处洋溢着丰收的喜悦。

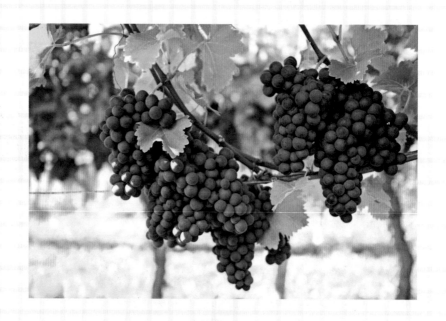

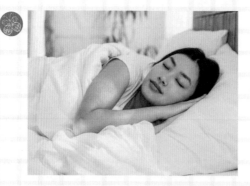

进入秋季后，人体也进入一个生理休整阶段，一些潜伏在夏季的症状就会出现，机体也产生一种莫名的疲惫感，如不少人清晨醒来

还想睡，这种状况就是"秋乏"。中医认为秋主燥，燥热耗气伤阴。阴虚可见咽干、口干、鼻子干。"处暑"期间，南方暑湿较重，暑湿最易伤脾，中医称暑湿困脾，而脾又是主管人体肌肉的，当脾被湿困住后，人就容易感到疲乏，尤其是老年人。随着年龄的增加，老年人的气血阴阳俱亏，会出现昼不精、夜不瞑的少寐现象。因此可以在晚上提早入睡，并且坚持午睡的好习惯，即使睡不着，闭目养神对身体也是有好处的。

【疾病认知】

颈椎病的临床分型

1.颈型：以颈部酸、痛、胀及不适感为主。约50%的患者颈部活动受限或取被迫体位，个别患者上肢可有短暂的感觉异常。

2.神经根型：病变因素影响到颈神经根所致，主要表现为颈部肌肉活动受限，早期症状多为颈痛和颈部发僵，病情进展后可表现为上肢放射性疼痛或麻木，症状的出现与缓解和患者颈部的姿势有明显的关系。

3.脊髓型：多由椎间盘脱出后压迫脊髓所致，导致脊髓出现炎症、水肿等。表现为下肢双侧或单侧发麻、发沉，随之行走困难、步态不稳，以后出现单侧或双侧上肢麻木、疼痛，手无力，晚期可出现瘫痪。

4.交感型：多由各种颈部病变刺激颈脊神经根、关节囊或项韧带上的交感神经末梢所致。交感神经兴奋的症状有头痛、偏头痛、头晕，可伴有恶心呕吐、睑裂增大、视物模糊、眼球胀痛、瞳孔散大、心动过速、心前区痛、血压升高。

5.椎动脉型：多由骨刺、骨质增生等病变导致椎动脉狭窄，引起供血不足所致。主要症状有发作性眩晕伴眼震、恶心、呕吐、耳鸣或听力下降，这些症状与颈部位置改变有关；或有下肢突然无力猝倒，偶有肢体麻木、感觉异常。

6.混合型：以上两种或两种以上类型同时存在，临床表现多样。

颈椎病的生活调理

首先，颈椎病患者要适当休息，改变不恰当的枕头高度和材质，这是家庭调理最基础的两点。适当的休息

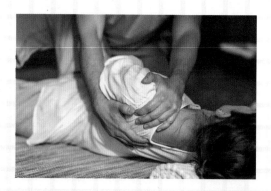

和活动可以缓解颈部肌肉、韧带、小关节的压力，有效延缓颈椎病的进展。睡眠占人生命中约三分之一的时间，所以选择高度合适、材质软硬适中的枕头也对颈椎病的调理有很大的帮助。

其次，对颈部进行热敷是简单、经济且高效的调理

方法，通过适当时长的热敷，可以有效改善颈部的血液循环，帮助肌肉缓解疲劳，增加椎动脉的血流量，改善患者头晕、头痛等神经症状。

最后，颈椎病患者要增加颈部的运动，可以做颈部的前屈、后伸、左屈、右屈运动，力度以稍感阻力又不会引起明显不适为宜，每次屈伸应停留数秒，以起到一定的对抗作用。

 推拿治疗颈椎病

推拿疗法具有较好的控制颈椎病症状的作用，且无明显不良反应。

手法选择：选用按揉法、滚法、拿法、搓法等手法进行操作。

主穴：风池、肩井、肩外俞、肩髃、曲池、手三里、合谷。

操作：

①患者取坐位，操作者先采用按揉法对风池、肩井、肩外俞、肩髃、曲池、手三里、合谷等穴位治疗5分钟；

②操作者站于患者背后，用滚法放松颈肩部，力量适度，频率适当，操作时间10分钟；

③操作者用拿法拿颈项及两侧肩井，并搓患侧肩部至前臂，反复3次。

【应时而食】

处暑之后，早晚温差变化开始明显，适宜进食清热安神的食物，如银耳、百合、莲子、蜂蜜、黄鱼、干贝、海带、海蜇、芹菜、菠

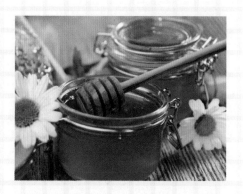

菜、糯米、芝麻、豆类及奶类，但这些食物一次进食不可太多，应做到少食多餐。另外，随着气候渐渐干燥，身体里肺经当值，这时可多吃滋阴润燥的食物，如梨、冰糖、银耳、沙参、鸭子等能养阴生津的食物，或黄芪、党参、乌贼、甲鱼等能益气保健的食物。当然，多吃蔬果也可以起到生津润燥、清热通便的功效，能补充人体的津液。应少吃或不吃煎炸食物，因为这些食物会加重秋燥的症状。

【药膳厨房】

杭菊桃仁粥

原料：杭白菊20克，桃仁15克，粳米60克。

做法：先将杭白菊水煎取汁500毫升，再把桃仁洗净，捣烂如泥，加水研汁去渣，二汁同粳米下锅煮熟成粥即可。

功效：活血，养血，通络。适用于颈椎病头痛、眩晕。

类风湿性关节炎检查结果

项目	检查数值	正常值	临床意义
C反应蛋白（CRP）		<8.2mg/L	CRP对判断炎症程度和治疗效果有较大意义。类风湿性关节炎活动期，C反应蛋白可升高，升高率达70%~80%，经治疗病情缓解，C反应蛋白则下降
类风湿因子（RF）		<20U/mL	RF是类风湿性关节炎的诊断标准之一，但并不具有特异性，健康人群亦有5%为阳性，因此需结合临床表现综合考虑
血沉		<20mm/h	80%左右的类风湿性关节炎患者，在活动期血沉增快。患者病情恢复时，血沉下降
抗链球菌溶血素"O"（抗O或ASO）		<200IU/ml	类风湿性关节炎抗O一般不高，但90%的活动性风湿性关节炎抗O价效增高，常用于两者急性炎症期的鉴别诊断

痛风检查项目

项目	检查数值	正常值	临床意义
血尿酸（UA）		男性：150~380 μmol/L 女性：100~300 μmol/L	一般来说，血尿酸值越高，持续时间越长，痛风发作的可能性越大。血尿酸值与临床症状严重程度不一定成正比，血中尿酸水平的高低，与所患的痛风严重程度未必是一致的
尿尿酸（UUA）		1.5~3.57mmol/24h	尿尿酸反映肾小管对尿酸的重吸收和分泌功能，临床上用于判断高尿酸血症是由于尿酸生成过多还是尿酸排泄减少

身体各项指标的测量结果

单位/指标	记录周期														
	1	2	3	4	5	6	7	8	9	10	11	12	13	14	15
请填写 **体 重 记 录**															
千克															
请填写 **BMI 计 算 结 果**															
数值															
请勾选 **饮 食 记 录**															
过饱															
正常															
不足															
请勾选 **运 动 记 录**															
过量															
正常															
不足															
请勾选 **情 绪 记 录**															
开心															
正常															
忧伤															

注：BMI是体重指数。BMI（kg/m^2）=体重（kg）/[身高（m）×身高（m）]，成年人BMI的正常值在18.5～23.9之间，BMI<18.5是偏瘦，24≤BMI<28是偏胖，28≤BMI≤32是肥胖，BMI>32是过度肥胖。

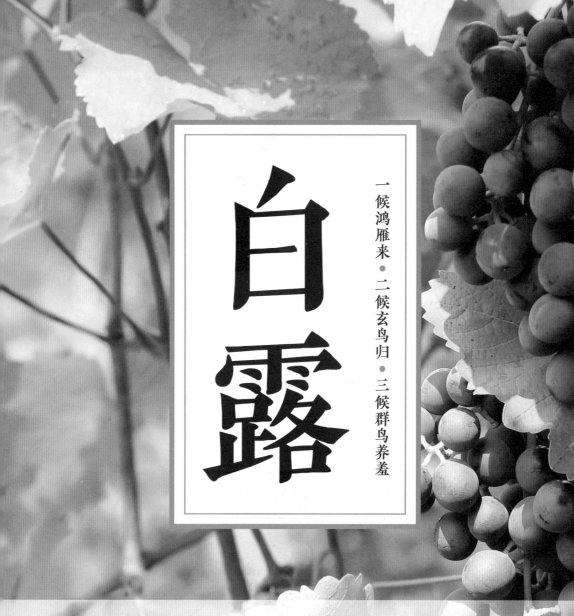

白露

一候鸿雁来 · 二候玄鸟归 · 三候群鸟养羞

鸿雁来 鸿雁即大雁，是一种季节性候鸟。白露时节，北方天气开始变冷，气温骤降，已不再适合大雁生存，大雁便飞往南方越冬。与雨水第二候"候雁北"对应，大雁在雨水时节飞来北方，白露时节飞回南方。

玄鸟归 玄鸟即燕子，是一种与人亲近的益鸟。白露时节，气温降低，庄稼收割结束，燕子的食物减少，它们便启程飞回南方度过冬天。与春分第一候"元鸟至"对应，燕子在春分时节飞来北方，白露时节飞回南方。

群鸟养羞 羞即馐，美食的意思。养羞即储藏食物。秋天是收获的季节，各种植物的种子都可供鸟类食用，鸟类会将种子作为食物带回自己的巢中以备冬季食用。

【节气概述】

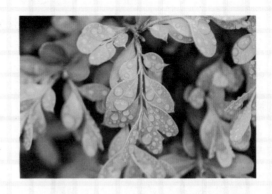

　　白露一般在每年公历9月7日、8日或9日，是反映自然界气温变化的节气。《月令七十二候集解》："秋属金，金色白，阴气渐重，露凝而白也。"这时，人们会明显地感觉到凉爽的秋天已经到来，昼夜温差可达十多度。在清晨时人们会发现地面和叶子上有露珠，这是夜晚气温降低，水汽凝结在上面的缘故。古人以四时配五行，秋属金，金色白，所以用白来形容秋露。

【节气养生】

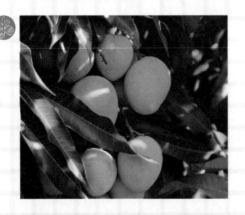

　　白露节气是气候转凉的开始，此后早晚气温较低，正午仍然很热，是秋日温差较大的时段，如果打赤膊就容易着凉，所以一定要注意添衣。"春捂秋冻"是一条经典的养生保健要诀，但秋冻并非人人皆宜。关节病患者在此季节易复发旧疾。因此，像体质较弱的老人和儿童、心脑血管病患者、慢性支气管炎患者、哮喘患者和关节炎患者都不适合"秋冻"。在运动方面，可根据自己的身体状况、爱好和条件，选择不同的运动养生项目，但最为适宜的运动有慢跑、登山、打太极拳、练五禽戏、练易筋经等项目。

颈椎病的检查项目

1.物理检查

颈椎病的一般查体不需借助仪器，包括前屈旋颈试验、椎间孔挤压试验、臂丛牵拉试验和上肢后伸试验。

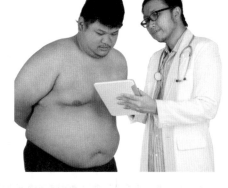

2.X线检查

正位片：能看到椎体、椎间隙、双侧钩突、棘突等结构。异常主要可以看到钩椎关节变尖，椎体融合、半椎体畸形，颈肋，棘突不居中等。

侧位片：能看到颈椎曲度改变，椎间隙改变，骨赘、项韧带钙化及后纵韧带钙化。

3.CT检查

当怀疑有椎管狭窄、颈椎间盘突出、颈椎肿瘤、脊柱损伤及先天性异常应行CT检查。

4.MRI检查

当怀疑有颈椎间盘突出、颈椎后纵韧带钙化、颈椎管狭窄、颈动脉畸形和外伤时应行MRI检查。

颈椎病的中医分型及代表方药

1.风寒型：症见头痛、头重，遇寒及冷风容易发作，颈项强直、疼痛，转头不利，肩、背、四肢疼痛，或肢体麻木。舌

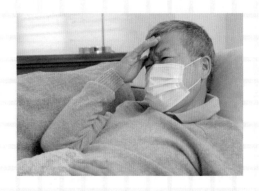

质正常或淡，脉浮缓或弦。方选桂枝附子汤加减，药用桂枝、附子、生姜、大枣、甘草等。

2.气滞血瘀型：症见头痛，颈、肩、背及四肢疼痛、麻木，痛有定处，夜间加重，头晕眼花，视物模糊，失眠健忘，烦躁。舌质紫黯或者有瘀斑，脉多弦细或细涩。方选活血止痛汤加减，药用当归、苏木末、积雪草、川芎、红花、乳香、没药、三七、炒赤芍、陈皮、紫荆藤等。

3.痰湿阻络型：症见头晕，恶心，呕吐，心悸，胸闷胁胀，头重如裹，纳呆便清，肢体困重，指（趾）端麻木。舌质肥胖，苔滑或白腻，脉沉迟或满弱。方选羌活胜湿汤加减，药用羌活、独活、藁本、防风、甘草、蔓荆子、川芎等。

4.肝肾不足型：症见头痛，头晕目眩，耳鸣耳聋，面部烘热，口苦咽干，急躁易怒，腰膝酸软。舌体瘦，质红少苔，脉弦细或细数。方选独活寄生汤加减，药用独活、细辛、防风、秦艽、肉桂、桑寄生、杜仲、牛膝、当归、

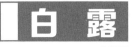
川芎、生地黄、白芍、人参、茯苓、甘草等。

5.气血亏虚型：症见头晕目眩，面色苍白，颈硬疼痛，舌淡少苔，脉细弱。方选归脾汤加减，药用黄芪、龙眼肉、人参、白术、当归、茯神、炒枣仁、远志、木香、炙甘草、生姜、大枣等。

【中医调治】

自我牵引疗法治疗颈椎病

自我牵引疗法是一个十分简单而又可立即见效的方法，尤其是在外出及工作中，如果突然感到颈部酸痛或肩背部及上肢有放射痛，可立即采用该方法。

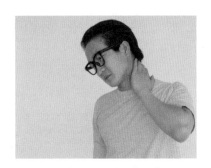

方法：双手十字交叉合拢，将其举过头顶，置于枕颈部，之后将头后仰，双手逐渐用力向头顶方向持续牵引5～10秒，如此连续5次，即可起到缓解椎间隙内压力的作用。

原理：利用双手向上牵引的力，使椎间隙拉开，这样可使后突的髓核稍微回纳，而起到缓解症状的作用。

注意：本法不适用于椎管狭窄，特别是伴有黄韧带肥厚的患者，因其可加重黄韧带突向椎管内的程度而使症状加重。

在白露节气中要避免鼻腔疾病、哮喘和支气管病的发生，饮食养生以生津润肺为主。宜多吃些生津养肺的食物，如雪梨、甘蔗、柿子、马蹄、银耳、菠萝、燕窝、猪肺、蜂蜜、乌鸡、鸭蛋等。吸烟者秋季除要多吃养肺的食物，如牛奶、胡萝卜、百合、莲子等外，还需经常吃一些富含维生素的食物，如橘子、白菜等，以补充维生素。

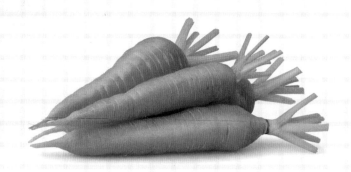

【药膳厨房】

葛根五加粥

原料：葛根、薏苡仁、粳米各50克，刺五加15克，冰糖适量。

做法：葛根切碎，与刺五加一起先煎取汁，然后与其余原料同放锅中，加水适量。大火煮沸，小火熬成粥。可加冰糖适量，随量食用，每日1剂。

功效：祛风，除湿，止痛。适用于风寒型颈椎病所致的颈项强痛。

类风湿性关节炎检查结果

项目	检查数值	正常值	临床意义
C反应蛋白（CRP）		< 8.2mg/L	CRP对判断炎症程度和治疗效果有较大意义。类风湿性关节炎活动期，C反应蛋白可升高，升高率达70%~80%，经治疗病情缓解，C反应蛋白则下降
类风湿因子（RF）		< 20U/mL	RF是类风湿性关节炎的诊断标准之一，但并不具有特异性，健康人群亦有5%为阳性，因此需结合临床表现综合考虑
血沉		< 20mm/h	80%左右的类风湿性关节炎患者，在活动期血沉增快。患者病情恢复时，血沉下降
抗链球菌溶血素"O"（抗O或ASO）		< 200IU/ml	类风湿性关节炎抗O一般不高，但90%的活动性风湿性关节炎抗O价效增高，常用于两者急性炎症期的鉴别诊断

痛风检查项目

项目	检查数值	正常值	临床意义
血尿酸（UA）		男性：150~380 μmol/L 女性：100~300 μmol/L	一般来说，血尿酸值越高，持续时间越长，痛风发作的可能性越大。血尿酸值与临床症状严重程度不一定成正比，血中尿酸水平的高低，与所患的痛风严重程度未必是一致的
尿尿酸（UUA）		1.5~3.57mmol/24h	尿尿酸反映肾小管对尿酸的重吸收和分泌功能，临床上用于判断高尿酸血症是由于尿酸生成过多还是尿酸排泄减少

身体各项指标的测量结果

单位/指标	记录周期														
	1	2	3	4	5	6	7	8	9	10	11	12	13	14	15
请填写 **体 重 记 录**															
千克															
请填写 **BMI计算结果**															
数值															
请勾选 **饮 食 记 录**															
过饱															
正常															
不足															
请勾选 **运 动 记 录**															
过量															
正常															
不足															
请勾选 **情 绪 记 录**															
开心															
正常															
忧伤															

注：BMI是体重指数。BMI（kg/m^2）=体重（kg）/[身高（m）×身高（m）]，
成年人BMI的正常值在18.5～23.9之间，BMI<18.5是偏瘦，24≤BMI<28是
偏胖，28≤BMI≤32是肥胖，BMI>32是过度肥胖。

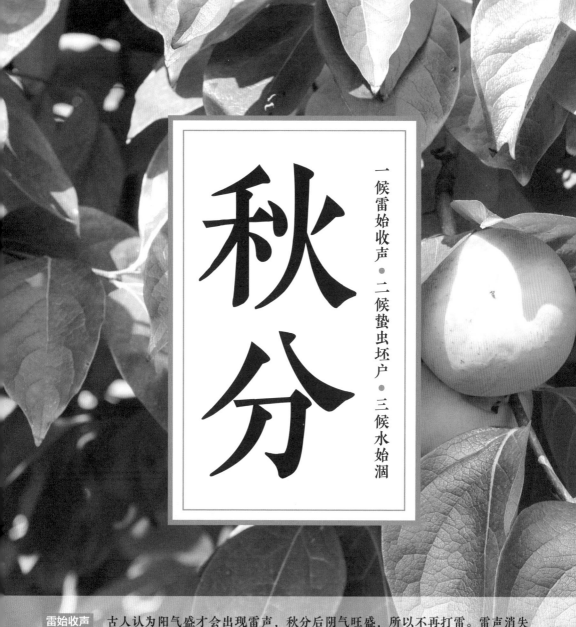

秋分

一候雷始收声 • 二候蛰虫坯户 • 三候水始涸

雷始收声 古人认为阳气盛才会出现雷声，秋分后阴气旺盛，所以不再打雷。雷声消失是秋寒的开始，也是万物衰败的征兆。气象学研究表明，秋季空气寒冷干燥，太阳辐射较弱，空气不易形成剧烈对流，因而很少发生雷阵雨。

蛰虫坯户 坯，也写作培，用土建造的意思；坯户，即用土将洞穴封住。秋分后，天气变冷，蛰居的昆虫开始藏入洞穴中，并用土将洞口封住，防止寒气侵入。

水始涸 秋分后降水量开始减少，同时由于天气干燥，水汽蒸发较快，因此湖泊河流水量变少，沼泽和水洼处于干涸状态。

秋分一般在每年公历9月22日、23日或24日，是反映季节变化的节气。秋分是秋季的中分点，这一天昼夜再次等长，此后，北半球日短夜长。《月令七十二候集解》："秋分，八月中。分者，半也。此当九十日之半，故谓之分……雷始收声。"秋分后，阴气开始旺盛，就不再打雷了（古人认为雷是因阳气盛而产生的）。由于天气变冷，小虫开始藏入穴中。秋分是收获的好时节，农民要及时抢收玉米、大豆、谷子等秋收作物，以免其遭受早霜冻和连阴雨的危害，还要适时播种小麦等冬作物，为来年丰收奠定基础。

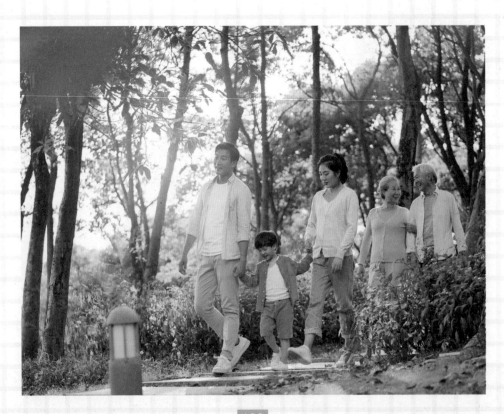

【节气养生】

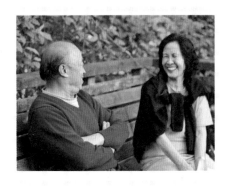

秋分以后，天气开始转凉，气候特征是凉、燥。运动应以"收"为基础，选择简单、温和、活动量少的运动，还可以适当进行一些耐寒锻炼和有氧锻炼，如登山、散步、打太极拳、骑自行车、跳舞等。秋分以后早晚温差很大，要根据天气变化和每个人的身体状况，及时增加或减少衣服，以防生病。

【疾病认知】

颈椎病有哪些治疗手段

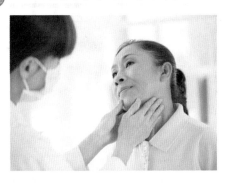

治疗颈椎病的方法主要分为两大类：非手术疗法和手术疗法。

1.非手术疗法

对于大多数患者而言，非手术疗法是最佳的选择。非手术疗法，不但可使患者获得较好疗效，而且花费少、痛苦小。在临床上，非手术疗法主要有理疗和药物治疗。我国多采用中西医结合的方法治疗颈椎病，并在这方面已经积累了很多成功的经验。

2.手术疗法

对于极少数重症患者，特别是那些神经、血管、脊髓受压，症状进行性加重，或者反复发作，影响工作和生活的患者，则必须选择手术疗法。如果诊断准确，手术适应证掌握恰当，手术时机适合，一般说来，手术的成功率是较高的。

治疗颈椎病的验方

1.桑枝30克，川芎12克，天麻9克。每日1剂，水煎服。适用于颈椎病所致的颈项僵硬、疼痛不适、头晕头痛。

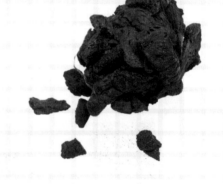

2.威灵仙、肉苁蓉、熟地黄、青风藤、丹参各15克。每日1剂，水煎服。适用于颈椎骨质增生。

3.茯苓15克，姜半夏、白术各12克，片姜黄、桑枝各10克，生姜6克。每日1剂，水煎服。适用于颈椎病，对太阳督脉型颈椎病效果较好。

4.羌活、藁本、蔓荆子各10克，独活、防风各15克，川芎12克，甘草6克。每日1剂，水煎服。适用于风寒湿痹型颈椎病。

【中医调治】

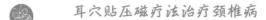

耳穴贴压磁疗法治疗颈椎病

主穴：颈椎、肝、肾、耳神门、皮质下。

配穴：耳舟内的阳性反应点。

方法：左手固定耳郭，右手持探棒探出压痛敏感点，并按压所选穴位，使之留下压痕，用75%乙醇消毒后，将华佗磁疗贴敷在压痕上，采用正反面对贴法，并按压至耳部出现发热、酸、胀或放射感等感觉为止。两耳交替使用，隔日更换1次。贴压期间，患者每日按压2～3次，每次3～5分钟，至有酸、胀、热或放射感为止。

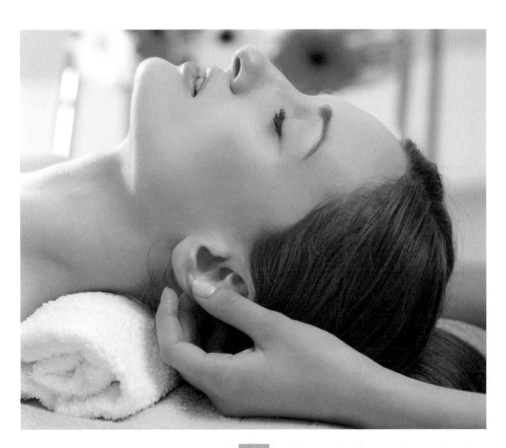

【应时而食】

秋分时节，饮食要"补夏不足，养冬所需"。秋季，菊香蟹肥，正是人们品尝螃蟹的最好时节。但是螃蟹是大寒之物，不适宜多

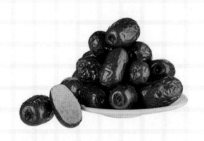

吃。可以多食用一些蔬果，如白萝卜、白菜、西蓝花、甘蔗等。天气转凉，宜温补身体，可食用大枣、黑豆、花生，以及秋梨、葡萄、柿子等，可补充维生素及微量元素。金秋之时，燥气当令，故宜充足补水，饮食应以清淡温润为主，多吃芝麻、核桃、糯米等清润的食物，不能贪食辛辣之物。

【药膳厨房】

天麻炖鲢鱼头

原料：天麻15克，鲢鱼头1个（约250克），葱段、生姜片、盐、味精、料酒各适量。

做法：将天麻切成薄片，装入布袋中，与洗净、去鳃的鲢鱼头同入砂锅中，加水适量，先用大火将汤烧沸，撇去浮沫，加料酒、葱段、生姜片、盐，用小火炖30分钟，取出布袋，再略煮后停火，放入味精适量，即成。佐餐当菜，饮汤吃鱼。

功效：祛风散寒、通经活络。适用于痹证型颈椎病。

类风湿性关节炎检查结果

项目	检查数值	正常值	临床意义
C反应蛋白（CRP）		<8.2mg/L	CRP对判断炎症程度和治疗效果有较大意义。类风湿性关节炎活动期，C反应蛋白可升高，升高率达70%~80%，经治疗病情缓解，C反应蛋白则下降
类风湿因子（RF）		<20U/mL	RF是类风湿性关节炎的诊断标准之一，但并不具有特异性，健康人群亦有5%为阳性，因此需结合临床表现综合考虑
血沉		<20mm/h	80%左右的类风湿性关节炎患者，在活动期血沉增快。患者病情恢复时，血沉下降
抗链球菌溶血素"O"（抗O或ASO）		<200IU/ml	类风湿性关节炎抗O一般不高，但90%的活动性风湿关节炎抗O价效增高，常用于两者急性炎症期的鉴别诊断

痛风检查项目

项目	检查数值	正常值	临床意义
血尿酸（UA）		男性：150~380 μmol/L 女性：100~300 μmol/L	一般来说，血尿酸值越高，持续时间越长，痛风发作的可能性越大。血尿酸值与临床症状严重程度不一定成正比，血中尿酸水平的高低，与所患的痛风严重程度未必是一致的
尿尿酸（UUA）		1.5~3.57mmol/24h	尿尿酸反映肾小管对尿酸的重吸收和分泌功能，临床上用于判断高尿酸血症是由于尿酸生成过多还是尿酸排泄减少

请记录
身体各项指标的测量结果

单位/指标	记录周期														
	1	2	3	4	5	6	7	8	9	10	11	12	13	14	15
请填写 **体 重 记 录**															
千克															
请填写 **BMI计算结果**															
数值															
请勾选 **饮 食 记 录**															
过饱															
正常															
不足															
请勾选 **运 动 记 录**															
过量															
正常															
不足															
请勾选 **情 绪 记 录**															
开心															
正常															
忧伤															

注：BMI是体重指数。BMI（kg/m^2）=体重（kg）/[身高（m）×身高（m）]，成年人BMI的正常值在18.5～23.9之间，BMI<18.5是偏瘦，24≤BMI<28是偏胖，28≤BMI≤32是肥胖，BMI>32是过度肥胖。

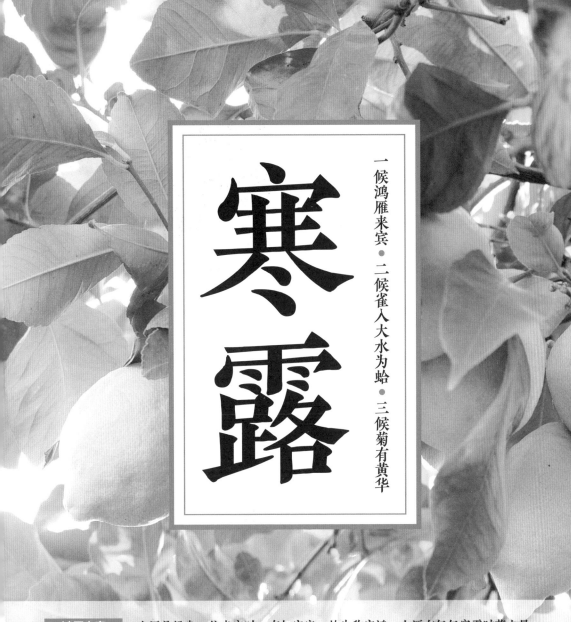

寒露

鸿雁来宾　大雁是候鸟，往来守时，有如宾客，故也称宾鸿。大雁在每年寒露时节大量从繁殖地迁往越冬地，常常排成"一"字形或"人"字形的队列大举南迁。

雀入大水为蛤　雀指麻雀类的小鸟，蛤是可食用的双壳贝类的统称。寒露之后，雀鸟都不见了，海边出现很多蛤蜊，贝壳的条纹和颜色与雀鸟很像，古人便以为蛤蜊是雀鸟变成的。事实并非如此，只是那时候气温降低，雀鸟隐藏了起来。

菊有黄华　华即花，菊花是经长期人工选择培育出的名贵观赏花卉，是中国十大名花之一。寒露时节，菊花大多都已开放，因此民间有赏菊和饮菊花酒的习俗。在古代菊花还被赋予了吉祥、长寿的含义。

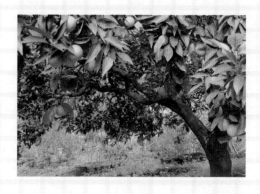

【节气概述】 寒露一般在每年公历10月7日、8日或9日，是反映天气现象和气候变化的节气，也是二十四节气中第一个以"寒"字命名的节气。《月令七十二候集解》曰："九月节，露气寒冷，将凝结也。"寒露时节，天气干燥，降水明显减少，雨季结束。此时期光照充足，是全年日照率最高的节气。过了寒露，随着从西伯利亚来的冷空气势力的逐渐增强，我国华北大地气温下降速度加快，而且昼夜温差增大，有些地方开始出现霜冻。

【节气养生】

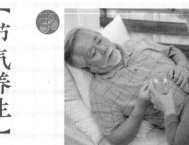

寒露时节，气候最大的特点是干燥，人体汗液蒸发较快，因而常出现皮肤干燥、皱纹增多、口干咽燥、干咳少痰等症状。所以养生的重点是养阴防燥、润肺益胃。人们宜早睡早起，起床前适当多躺几分钟，舒展活动一下全身，对预防血栓形成有重要意义。此外，着装不忘添袜，俗话说："白露身不露，寒露脚不露。"寒露节气应尽量少穿凉鞋、不露脚踝，体弱及平素畏寒之人应当注意穿上能覆盖踝关节的袜子以护阳保暖，以免寒从足底生。此外，建议晚上用热水泡脚，素体怕冷之人可用艾叶、花椒、当归等药材煮水泡脚，能起到很好的温经通络的效果。

【疾病认知】

什么是肩周炎

肩周炎主要发生于中老年人，年龄多在50岁左右。患者由于肩关节囊及其周围韧带、肌腱和滑囊等组织出现慢性特异性炎症，产生肩部疼痛，疼痛昼轻夜重，常呈进行性加重。肩关节向各方向活动均可受限，以外展、上举、内旋、外旋更为明显；肩关节各方向的主动和被动活动均受限，特别是梳头、穿衣、洗脸、叉腰等动作，患者均难以完成。疾病后期，患者可出现肩部肌肉萎缩、粘连，功能障碍加重，而疼痛程度减轻。

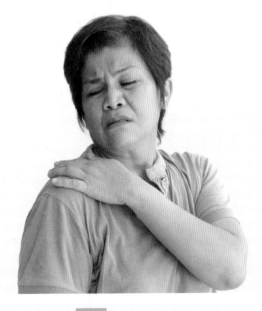

肩周炎的中医认识

肩周炎中医病名为"漏肩风""肩凝症""五十肩"。中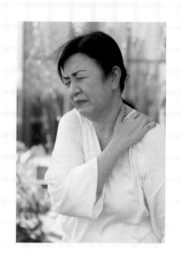医认为，此病多是由于中老年人气血衰退，风寒湿邪乘势侵入造成的，也与既往扭伤后经络受阻、气血不畅有关。主要病位在肩关节，涉及经筋、经脉、络脉，属中医"痹证"中"筋痹""寒痹"的范畴。主要病机为体虚感寒，凝滞肩部经络作痛，久之经筋拘挛，活动失度。体虚多由于年过五十，天癸近衰，肝肾已虚，筋骨懈惰，易受外邪。正如《黄帝内经》中所说"五脏皆衰，筋骨解惰"。外感常见风、寒、湿三气乘虚客于肩部经络及经筋，其中又以寒邪为主。此外，肩部劳损、跌仆损伤致气血壅滞，亦可导致本病。

肩周炎的自我锻炼方法

在肩周炎急性期的患者要多休息，可以适量做拉伸类锻炼，使肩关节周围的肌肉、韧带、关节囊获得拉伸，常见方法如下。

1.趴桌子锻炼：将手向前伸搭在桌边，身体逐渐向前趴，使胳膊与身体在同一水平高度，每天做20次左右。

2.摸头锻炼：可以躺在床上，用另一只手握住患肢腕关节或者肘关节，用患肢摸后脑勺，这时会出现伸展外旋的动作，此受力方向是肩周炎受限的主要方向，该练习每天做20次左右。

3.耸肩锻炼：锻炼肩关节周围的肌肉，避免粘连，需要大幅耸肩，从前向后或者从后向前，建议每天至少做300次。

4.爬墙锻炼：站姿，面对墙壁，用双手或患手沿墙壁慢慢向上攀爬，一直摸到最高点为止。当达到最大限度时，缓缓恢复原状，每30～50次为一组，每天早晚共练习2组。

5.体后拉手锻炼：选择站姿或坐姿，将双手放置于后背，用健康一侧的手抓住患病一侧的手腕，做逐渐向上提拉的动作，反复进行。

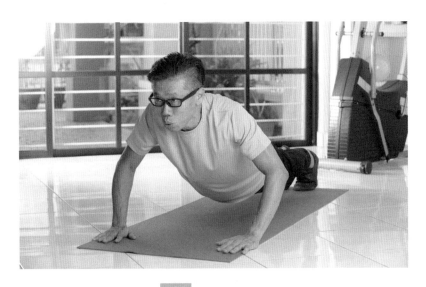

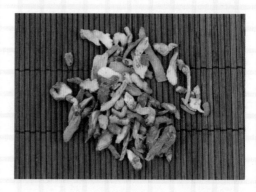

寒露节气应在平衡饮食的基础上，根据个人的具体情况，适当多食甘淡、滋润的食品，既可补脾胃，又能养肺润肠。多喝粥对身体非常有好处，比如由粳米、糯米做成的粥就有极好的健脾胃、补中气的作用。另外，甘蔗粥、玉竹粥、沙参粥、生地黄粥、黄精粥等也是寒露时节养生必备粥谱。要注意不吃或少吃辛辣刺激性食品，如辣椒、花椒、桂皮、生姜、葱等，特别是生姜。一般来说，将少量葱、生姜、辣椒作为调味品，问题并不大，但不要常吃、多吃。

【药膳厨房】

芪归炖鸡

原料：黄芪30克，当归20克，童子鸡1只，生姜、盐各适量。

做法：先将童子鸡宰杀，去毛及内脏后洗干净，再将黄芪、当归、生姜用水洗净后放入鸡腹中，入砂锅内加适量水及盐，用小火慢炖2小时即可。吃鸡肉喝汤。

功效：补气养血，祛风通络。

类风湿性关节炎检查结果

项目	检查数值	正常值	临床意义
C反应蛋白（CRP）		< 8.2mg/L	CRP对判断炎症程度和治疗效果有较大意义。类风湿性关节炎活动期，C反应蛋白可升高，升高率达70%~80%，经治疗病情缓解，C反应蛋白则下降
类风湿因子（RF）		< 20U/mL	RF是类风湿性关节炎的诊断标准之一，但并不具有特异性，健康人群亦有5%为阳性，因此需结合临床表现综合考虑
血沉		< 20mm/h	80%左右的类风湿性关节炎患者，在活动期血沉增快。患者病情恢复时，血沉下降
抗链球菌溶血素"O"（抗O或ASO）		< 200IU/ml	类风湿性关节炎抗O一般不高，但90%的活动性风湿性关节炎抗O价效增高，常用于两者急性炎症期的鉴别诊断

痛风检查项目

项目	检查数值	正常值	临床意义
血尿酸（UA）		男性：150~380 μmol/L 女性：100~300 μmol/L	一般来说，血尿酸值越高，持续时间越长，痛风发作的可能性越大。血尿酸值与临床症状严重程度不一定成正比，血中尿酸水平的高低，与所患的痛风严重程度未必是一致的
尿尿酸（UUA）		1.5~3.57mmol/24h	尿尿酸反映肾小管对尿酸的重吸收和分泌功能，临床上用于判断高尿酸血症是由于尿酸生成过多还是尿酸排泄减少

请记录

身体各项指标的测量结果

单位/指标	记录周期														
	1	2	3	4	5	6	7	8	9	10	11	12	13	14	15
请填写 **体 重 记 录**															
千克															
请填写 **BMI计算结果**															
数值															
请勾选 **饮 食 记 录**															
过饱															
正常															
不足															
请勾选 **运 动 记 录**															
过量															
正常															
不足															
请勾选 **情 绪 记 录**															
开心															
正常															
忧伤															

注：BMI是体重指数。BMI（kg/m^2）=体重（kg）/[身高（m）×身高（m）]，成年人BMI的正常值在18.5～23.9之间，BMI<18.5是偏瘦，24≤BMI<28是偏胖，28≤BMI≤32是肥胖，BMI>32是过度肥胖。

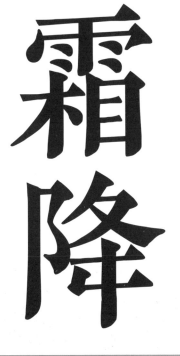

霜降

一候豺乃祭兽 · 二候草木黄落 · 三候蛰虫咸俯

豺乃祭兽　豺的体形与狗相似，但比狼要小，有短而圆的耳朵，四肢较短，尾巴与狐狸相似。背部有红棕色毛，毛尖黑色，腹部毛色较浅。霜降时，豺开始大量捕猎，将没有吃完的猎物摆放在地面上，从人类视角来看，就像在祭祀兽神。

草木黄落　霜降时节，秋天已经快要结束，花草树木的叶子因天气寒冷而变黄脱落。我国大部分树木为落叶树木，秋天时叶子会变黄脱落；部分树木为常绿树木，秋天时叶子仍保持绿色且不会变黄脱落。

蛰虫咸俯　蛰虫指藏在土中过冬的虫子，咸有"都"的意思，俯是潜伏、卧伏的意思。霜降之后，马上要进入冬季，需要冬眠的虫子都钻入洞穴之中，准备进入冬眠以度过寒冬。

　　霜降一般于每年公历10月23日或24日。进入霜降节气后，深秋景象明显，冷空气南下越来越频繁。《月令七十二候集解》："九月中，气肃而凝，露结为霜矣。"霜降节气天气逐渐变冷，露水凝结成霜，意味着冬天的开始。此时，我国南方地区就进入了秋收秋种的繁忙季节，而黄河流域多出现初霜。霜降后，豺狼将捕获的猎物储存起来等待冬季食用。"霜降杀百草"，严霜打过的植物开始枯死，树叶也渐渐变黄了。蛰虫在洞穴里不动不食，进入冬眠状态。

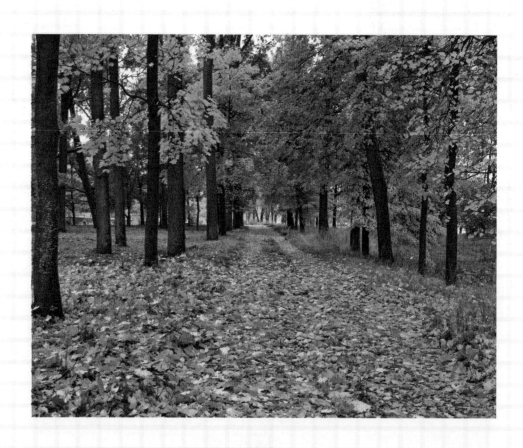

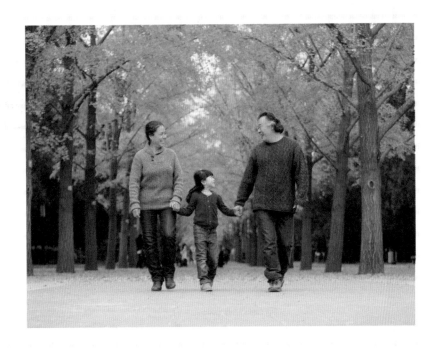

【节气养生】

　　霜降过后，在生活起居方面要早睡晚起，以护养阳气、涵养精气。因为天气变冷、早晚温差大，初霜来临，人们要注意早晚适时增添衣物，以防寒保暖，尤其要注意双脚、腹部、颈膝肩关节等部位的保暖，以避免感寒受病或使旧病复发、加重。腰为一身之轴，承上启下，腰活则周身灵活，腰皱则周身僵硬，可以经常练习倒着走和后抬腿的动作来锻炼背部肌群。在泡脚的时候用搓热的双手摩搓后腰，也有护腰的功效。最简单的护腰方法是每小时起身伸个懒腰。这个时节锻炼不宜选择运动量很大、出汗较多的项目，而应选择一些相对平缓的项目，如慢跑、散步、打太极拳、登山等。

肩周炎的诊断标准

肩周炎的诊断标准有以下几点。

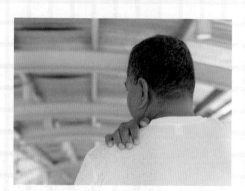

1.40～50岁以上的中老年人常有风寒湿邪侵袭史或外伤史。

2.肩周疼痛，以夜间为甚，常因天气变化及劳累而诱发，肩关节活动功能障碍。

3.肩部肌肉萎缩，肩前、后、外侧均有压痛，外展功能受限明显，出现典型的"扛肩"现象。

4.X线及实验室检查一般无异常表现。

 肩周炎中医辨证分型及用药

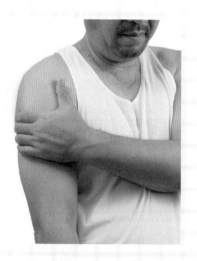

1.风寒湿痹型：多见于疾病初期，表现为肩部疼痛、压痛，受凉时加重，舌苔白，脉沉紧，治以祛风散寒、除湿通痹。方药为独活寄生汤或者三痹汤。

2.气血瘀滞型：表现为肩部疼痛以胀痛和刺痛为主，夜晚加重，活动受限，舌质紫黯，脉细涩，治以疏通脉络。方药为身痛逐瘀汤加减。

3.气血亏虚型：多见于疾病后期，表现为肩痛，劳动后加重，面色苍白，四肢发冷，气短，舌淡，苔白，脉弱，治以补气养血。方药为当归鸡血藤汤。

【中医调治】

 中药外敷治疗肩周炎

组成：三七1克，红花、桂枝、川乌、草乌、牛膝各5克，当归、鸡血藤、透骨草各10克，盐750克。

制法：将中药和盐一起炒热后装入布袋，选择肩髃、肩贞、曲池、外关等穴位外敷，

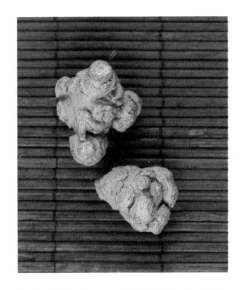

温度以患者能忍受为度，如有烧灼感，可在药袋与皮肤之间垫毛巾，以免烫伤。

用法：每次敷20～30分钟，每日1次，5次为1个疗程。1个疗程后休息2天，再进行第2个疗程。

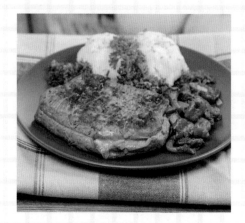

霜降时节，天气由凉转寒，由湿转干、转燥，餐桌上的蔬菜由叶菜转成根茎菜，由鲜菜转成干菜等。一般来说，此时最宜"平补"，也就是不凉不热。中医认为，山药、芡实、粟子等都是此时健脾进补的佳品。薏苡仁、大枣、核桃仁、白扁豆、黑豆、牛肉、兔肉等性温而不燥的食物也宜常食。此外，为防秋燥还要多吃些润肺润燥的新鲜水果蔬菜，水果如梨、柿子、柑橘、香蕉等，蔬菜如胡萝卜、冬瓜、莲藕、银耳等。水果蔬菜中含有丰富的水分、维生素、膳食纤维等，对预防霜降时节出现的口鼻目干、皮肤粗糙、大便秘结等很有好处。

【药膳厨房】

桑枝鸡汤

原料：老桑枝60克，老母鸡1只，盐少许。

做法：将老桑枝切成小段，与处理好的老母鸡共煮至鸡熟汤浓即成，加盐调味即可。饮汤吃肉。

功效：祛风湿、通经络、补气血。

类风湿性关节炎检查结果

项目	检查数值	正常值	临床意义
C反应蛋白（CRP）		<8.2mg/L	CRP对判断炎症程度和治疗效果有较大意义。类风湿性关节炎活动期，C反应蛋白可升高，升高率达70%~80%，经治疗病情缓解，C反应蛋白则下降
类风湿因子（RF）		<20U/mL	RF是类风湿性关节炎的诊断标准之一，但并不具有特异性，健康人群亦有5%为阳性，因此需结合临床表现综合考虑
血沉		<20mm/h	80%左右的类风湿性关节炎患者，在活动期血沉增快。患者病情恢复时，血沉下降
抗链球菌溶血素"O"（抗O或ASO）		<200IU/ml	类风湿性关节炎抗O一般不高，但90%的活动性风湿性关节炎抗O价效增高，常用于两者急性炎症期的鉴别诊断

痛风检查项目

项目	检查数值	正常值	临床意义
血尿酸（UA）		男性：150~380 µmol/L 女性：100~300 µmol/L	一般来说，血尿酸值越高，持续时间越长，痛风发作的可能性越大。血尿酸值与临床症状严重程度不一定成正比，血中尿酸水平的高低，与所患的痛风严重程度未必是一致的
尿尿酸（UUA）		1.5~3.57mmol/24h	尿尿酸反映肾小管对尿酸的重吸收和分泌功能，临床上用于判断高尿酸血症是由于尿酸生成过多还是尿酸排泄减少

身体各项指标的测量结果

单位/指标	记录周期														
	1	2	3	4	5	6	7	8	9	10	11	12	13	14	15
请填写 **体 重 记 录**															
千克															
请填写 **BMI 计 算 结 果**															
数值															
请勾选 **饮 食 记 录**															
过饱															
正常															
不足															
请勾选 **运 动 记 录**															
过量															
正常															
不足															
请勾选 **情 绪 记 录**															
开心															
正常															
忧伤															

注：BMI是体重指数。BMI（kg/m^2）=体重（kg）/[身高（m）×身高（m）]，成年人BMI的正常值在18.5～23.9之间，BMI<18.5是偏瘦，24≤BMI<28是偏胖，28≤BMI≤32是肥胖，BMI>32是过度肥胖。

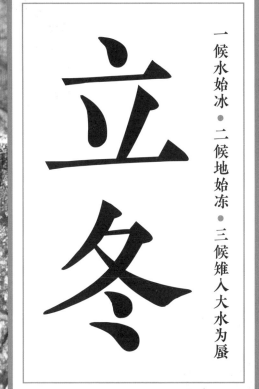

立冬

一候水始冰 · 二候地始冻 · 三候雉入大水为蜃

水始冰	冰，即结冰的意思。立冬时节，我国北方最低气温已低于0℃，江河湖泊刚刚凝结成冰，但并未冻得特别坚硬，在水边活动时应注意安全。
地始冻	立冬之后，随着气温降低，土地中残留的余热越来越少，夜晚气温处于0℃以下时，土壤中的水分开始轻微冻结，但冻层很浅。
雉入大水为蜃	雉通常指大鸟，俗称野鸡；蜃指大蛤，一种蚌类。立冬后，大鸟已经不多见了，海边却能够看到外壳花纹与大鸟相似的大蛤，因此古人认为立冬之后大鸟变成了大蛤。

【节气概述】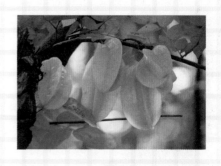

立冬一般在每年公历11月7日或8日，是季节类节气，表示进入了冬季。其气候也由秋季少雨干燥向冬季阴雨寒冻气候渐变。立冬后，日照时间将继续缩短，正午太阳高度继续降低。《月令七十二候集解》说："立，建始也。冬，终也，万物收藏也。"意思是说秋季作物全部收晒完毕，收藏入库，动物也已藏起来准备冬眠。立冬不仅仅代表着冬天的来临，还有万物收藏、躲避寒冷的意思。

【节气养生】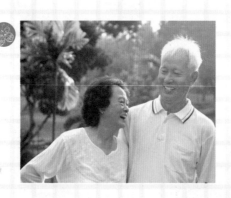

立冬时节，宜晚起早睡，保证充足的睡眠，建议睡前喝200毫升温水，有助于降低血黏度；起床前再空腹喝200毫升温水，可稀释血液。中老年人在每日起床时，要以缓为要，不要立刻离开被褥，尤其是室温较低时，应在被褥中活动身体，等室内变暖和后再起床。洗脸、刷牙要用温水。保暖最重要的就是保护好后背膀胱经，北方睡火炕、南方对着火塘烤后背、在阳光房晒后背，都是温煦膀胱经的好方法。立冬后运动时间应待早晨阳光出现以后，晚饭后不宜外出运动。应选择轻缓的运动，如练八段锦、打太极拳、散步等，以微微汗出为度。心脑血管及呼吸系统疾病患者，禁止剧烈运动，且要避免寒冷的刺激。

【疾病认知】

治疗肩周炎的常用西药

基于目前对肩周炎的认识水平，在西药应用上尚较局限，多数仅适用于肩周炎早期的局部疼痛患者，也就是在急性期内，对缓解疼痛有一定作用，对缓解功能受限效果不显著。

1.非甾留体抗炎药，如阿司匹林、吲哚美辛、双氯芬酸钠、布洛芬、尼美舒利、塞来昔布等。

2.麻醉性镇痛药，如奈福泮（平痛新）、草乌甲素、安络痛等。

3.激素类药物，如醋酸泼尼松、地塞米松等。

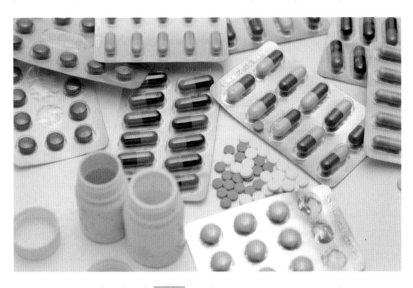

治疗肩周炎的中医验方很多，均能在不同程度上减轻或消除肩周炎的疼痛症状，增强或恢复肩关节的运动功能。

1.羌活胜湿汤

组成：羌活15克，独活、藁本、蔓荆子、川芎、当归、川牛膝各12克，防风10克，桂枝、细辛、白芍、甘草各9克，制附子（先煎）6克。

用法：每天1剂，清水煎煮2次，混合药液约400毫升，分早、晚温服。

功效：祛风除湿、温阳散寒、活血止痛。适用于肩周炎证属风寒湿型。

2.黄芪桂枝五物汤加味

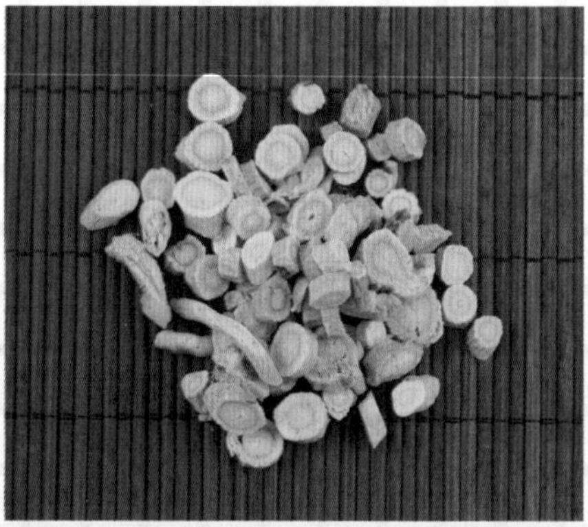

组成：黄芪30克，桂枝12克，芍药12克，姜黄12克，羌活15克，鸡血藤12克，桑寄生20克，桑枝15克，生姜3片，大枣4枚。

用法：每日1剂，煎取200毫升，分早、晚服用。

功效：和血通痹、益气温经。适用于肩周炎证属气虚寒凝血瘀型。

【中医调治】

1.摇扇子

摇扇子是一种需要手指、腕和局部关节肌肉协调配合的上肢运动。在天热的时候经常摇扇，正是对上肢关节肌肉的锻炼，可以促进血液循环，增强肌肉力量和

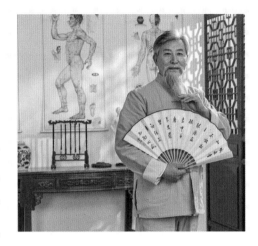

各关节协调配合的灵活性。在夏天，老年人常因猛吹风扇、空调感受风寒引起肩周炎，而摇扇可以远离风扇、空调，并使肩关节得到锻炼。其他季节也可模仿摇扇动作进行锻炼。

2.拉毛巾

拿一条长毛巾，两只手各拽一头，分别放在身后，一手在上，一手在下，像搓澡一样先上下拉动，再横向拉动，反复进行，每次15分钟。刚开始可能活动受到一些限制，应循序渐进，动作由小到大并由慢到快，每天早、中、晚各做一次。只要持之以恒，肩周炎的症状就会得到控制和改善。

【应时而食】

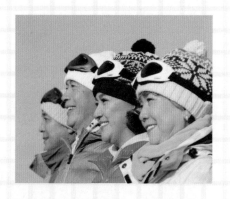

立冬过后天气转冷，空气湿度小并常伴有大风天气，会引起皮肤干燥瘙痒、粗糙脱屑，甚至皲裂。此时当注意滋阴润燥，饮食上应多喝水、多熬汤羹、多吃富含维生素A的食物，如瘦肉、动物肝脏、胡萝卜、豆制品、所有黄色蔬菜和水果。在进补方面，大家需根据地域及个体体质差异选择食物，不宜肆意进补。北方地区气候寒冷，宜进补牛、羊等温补之品；南方地区气候温和，应进补甘温之品，如鸡、鸭、鱼类；雨量较少且气候偏燥的高原地带，则应以甘润生津之品为宜。此外，由于天冷，不少人减少了户外活动，所以，在三餐搭配上，早餐应吃饱吃好，晚上适当进食一些容易消化的食物，但不宜过量。

【药膳厨房】

生姜红糖茶

原料：5片生姜，适量红糖。

做法：将生姜放入杯中，加入红糖，用沸水冲泡，加盖闷泡10分钟，随时代茶饮用。

功效：通经散寒。

类风湿性关节炎检查结果

项目	检查数值	正常值	临床意义
C反应蛋白（CRP）		<8.2mg/L	CRP对判断炎症程度和治疗效果有较大意义。类风湿性关节炎活动期，C反应蛋白可升高，升高率达70%~80%，经治疗病情缓解，C反应蛋白则下降
类风湿因子（RF）		<20U/mL	RF是类风湿性关节炎的诊断标准之一，但并不具有特异性，健康人群亦有5%为阳性，因此需结合临床表现综合考虑
血沉		<20mm/h	80%左右的类风湿性关节炎患者，在活动期血沉增快。患者病情恢复时，血沉下降
抗链球菌溶血素"O"（抗O或ASO）		<200IU/ml	类风湿性关节炎抗O一般不高，但90%的活动性风湿性关节炎抗O价效增高，常用于两者急性炎症期的鉴别诊断

痛风检查项目

项目	检查数值	正常值	临床意义
血尿酸（UA）		男性：150~380 μmol/L 女性：100~300 μmol/L	一般来说，血尿酸值越高，持续时间越长，痛风发作的可能性越大。血尿酸值与临床症状严重程度不一定成正比，血中尿酸水平的高低，与所患的痛风严重程度未必是一致的
尿尿酸（UUA）		1.5~3.57mmol/24h	尿尿酸反映肾小管对尿酸的重吸收和分泌功能，临床上用于判断高尿酸血症是由于尿酸生成过多还是尿酸排泄减少

请记录

身体各项指标的测量结果

单位/指标	记录周期														
	1	2	3	4	5	6	7	8	9	10	11	12	13	14	15
请填写 **体 重 记 录**															
千克															
请填写 **BMI计算结果**															
数值															
请勾选 **饮 食 记 录**															
过饱															
正常															
不足															
请勾选 **运 动 记 录**															
过量															
正常															
不足															
请勾选 **情 绪 记 录**															
开心															
正常															
忧伤															

注：BMI是体重指数。BMI（kg/m^2）=体重（kg）/[身高（m）×身高（m）]，成年人BMI的正常值在18.5～23.9之间，BMI<18.5是偏瘦，24≤BMI<28是偏胖，28≤BMI≤32是肥胖，BMI>32是过度肥胖。

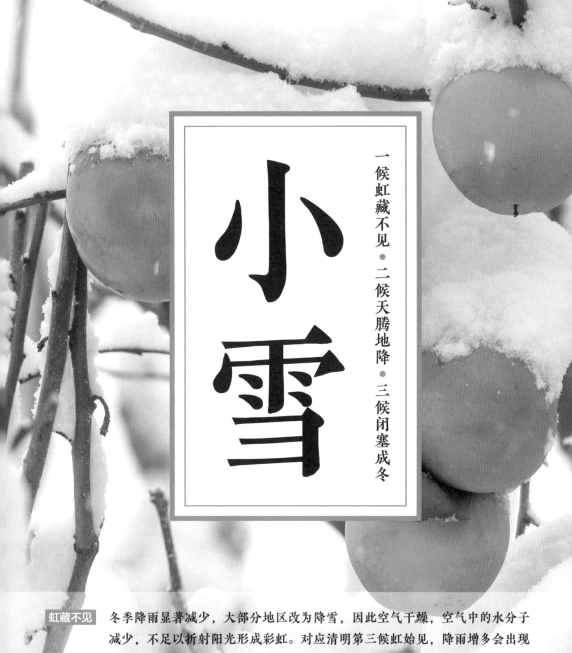

小雪

一候虹藏不见 · 二候天腾地降 · 三候闭塞成冬

虹藏不见　冬季降雨显著减少，大部分地区改为降雪，因此空气干燥，空气中的水分子减少，不足以折射阳光形成彩虹。对应清明第三候虹始见，降雨增多会出现彩虹，降雨减少则少见彩虹。

天腾地降　天气即阳气，古人认为小雪之后阴气下降、阳气上升，阴阳不能交融，万物失去生机。因此，大自然进入冬季后，红消翠减、万物凋零，一片肃杀之气。

闭塞成冬　小雪之后，水面结冰，路面覆雪，天气寒冷，给人们出行造成不便，因此会有天地闭塞的感觉。但是现在人们家里有暖气、空调，外出穿着羽绒服，却也可以享受冬天的乐趣。

小雪一般在每年公历11月22日或23日，是表示天气变化的节气。《月令七十二候集解》："小雪，十月中。雨下而为寒气所薄，故凝而为雪。小者，未盛之辞。"进入该节气，在中国广大地区西北风开始成为常客，气温下降，逐渐降到0℃以下，但大地尚未过于寒冷，虽开始降雪，但雪量不大，故称小雪。此时，由于气温降低，已看不见雨虹。天空中的阳气上升，地中的阴气下降，导致天地不通、阴阳不交，所以万物失去生机；天地闭塞而转入严寒的冬天。

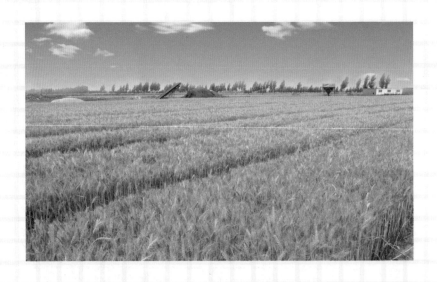

小雪节气后会出现降温天气，所以起居要做好御寒保暖，防止感冒的发生。在这个时节，"薄衣法"仍应坚持，即慢慢加衣。其原则是以穿衣不出汗为度，避免汗孔大开，引风邪寒气侵入人体。小雪节气可以自行进行腰间按摩，端坐好，将双手搓热，然后置于两侧腰间，上下摩搓腰部30次，以感觉腰部发热为佳。这个动作在上下摩搓的过程中可以对命门、肾俞、气海俞、大肠俞等穴位进行按摩，而这些穴位都与肾脏有关，这样就起到了疏通经络、行气活血、温肾壮腰的作用。

【疾病认知】

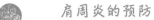
肩周炎的预防

根据肩周炎的病因，可以从以下几方面进行预防。

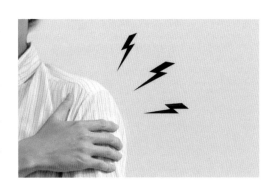

1.避免肩部过度疲劳。肩关节运动过度会导致周围软组织劳损，积损成劳、积劳成疾，久而久之，会诱发肩周炎。

2.避免肩部受寒受湿。受寒受湿是导致肩周炎的重要因素，因此冬季应注意肩部保暖，夏季天气炎热出汗较多时也不可任由空调或风扇直吹，晚上睡觉时要防止肩关节外露，常居寒湿之地或从事煤矿井下作业，要采取劳动保护措施，防寒防湿。

3.避免肩部外伤。日常生活中应小心谨慎，避免肩部外伤，尤其是老年人。如受外伤，应立即治疗，防止或延缓肩关节退行性变的发生。

4.避免长期制动。要避免各种原因导致的肩部长期不活动，防止肩关节软组织粘连、挛缩。

肩周炎的中医治疗方法

肩周炎在急性期应避免提抬重物，减少肩膀的活动，以减轻疼痛。可根据具体情况给予针灸、推拿、拔罐、热敷等方法治疗。疼痛较剧烈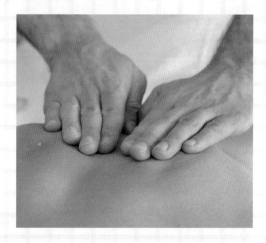者，尤其是夜间影响睡眠时，可根据需要服用镇痛抗炎药，也可以采用局部封闭治疗，即在严格无菌操作下使用醋酸氢化可的松和利多卡因局部封闭，对肩关节有明显触痛者有效。

肩周炎在缓解期可辨证治疗，根据具体情况配合中医进行针灸、推拿、拔罐及热敷等。以上治疗不仅能促进局部血液循环，缓解肌肉痉挛，减轻疼痛，还有利于增加肩关节的活动范围。

无论是急性期还是缓解期，在能耐受的疼痛范围内进行自主运动是十分重要的，运动范围和运动量视病情轻重而定。

【中医调治】

推拿治疗肩周炎

1.患者取卧位，全身放松。医者站立于患者患侧，先用手掌轻揉肩关节周围，再沉肩直臂按压患者肩部，力量发于医者的肩部，按压患者肩前部、肱骨上部及锁

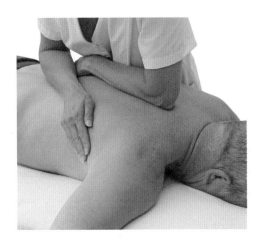

骨一线。按压应随着患者的呼吸进行，呼气时下压，吸气时放松。按压力量宜由轻而重，按压3~5分钟。然后改用双手拇指按压2~3分钟。

2.医者双手重叠，从不同方向下压患者肩部，以寻找痛点。有节奏地按压5~10次。

3.患者做肩关节内收及外展运动，医者以患者肩关节为轴辅助其进行旋转运动。

4.让患者坐起，再用点、按、揉、抖、端等手法施以按摩。

5.患者接受按摩后要注意加强肩关节功能训练。锻炼时不要因疼痛而不敢用力。

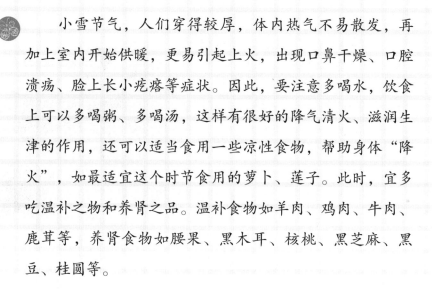

【应时而食】

小雪节气，人们穿得较厚，体内热气不易散发，再加上室内开始供暖，更易引起上火，出现口鼻干燥、口腔溃疡、脸上长小疙瘩等症状。因此，要注意多喝水，饮食上可以多喝粥、多喝汤，这样有很好的降气清火、滋润生津的作用，还可以适当食用一些凉性食物，帮助身体"降火"，如最适宜这个时节食用的萝卜、莲子。此时，宜多吃温补之物和养肾之品。温补食物如羊肉、鸡肉、牛肉、鹿茸等，养肾食物如腰果、黑木耳、核桃、黑芝麻、黑豆、桂圆等。

【药膳厨房】

葱炮羊肉

原料： 羊肉片300克，洋葱30克，大葱1根，大蒜4瓣，淀粉、植物油、香油、酱油、白醋、白糖、味精各适量。

做法： 羊肉片用酱油、味精、淀粉抓拌，腌制10分钟后倒出多余汁料，沥干。洋葱洗净、切块，大蒜洗净、切片，大葱洗净、切段。往锅里加植物油，烧热，倒入羊肉片爆炒1分钟，盛出。再往炒锅里加植物油，倒入洋葱块、大蒜片、大葱段，煸炒2分钟至飘出香味，将炒过的羊肉片入锅一同翻炒，并调入白醋、香油、白糖，煸炒2分钟后盛出即可。

功效： 补气养血，补肾壮阳，温中养胃，抵御风寒。

类风湿性关节炎检查结果

项目	检查数值	正常值	临床意义
C反应蛋白（CRP）		< 8.2mg/L	CRP对判断炎症程度和治疗效果有较大意义。类风湿性关节炎活动期，C反应蛋白可升高，升高率达70%~80%，经治疗病情缓解，C反应蛋白则下降
类风湿因子（RF）		< 20U/mL	RF是类风湿性关节炎的诊断标准之一，但并不具有特异性，健康人群亦有5%为阳性，因此需结合临床表现综合考虑
血沉		< 20mm/h	80%左右的类风湿性关节炎患者，在活动期血沉增快。患者病情恢复时，血沉下降
抗链球菌溶血素"O"（抗O或ASO）		< 200IU/ml	类风湿性关节炎抗O一般不高，但90%的活动性风湿性关节炎抗O价效增高，常用于两者急性炎症期的鉴别诊断

痛风检查项目

项目	检查数值	正常值	临床意义
血尿酸（UA）		男性：150~380 µmol/L 女性：100~300 µmol/L	一般来说，血尿酸值越高，持续时间越长，痛风发作的可能性越大。血尿酸值与临床症状严重程度不一定成正比，血中尿酸水平的高低，与所患的痛风严重程度未必是一致的
尿尿酸（UUA）		1.5~3.57mmol/24h	尿尿酸反映肾小管对尿酸的重吸收和分泌功能，临床上用于判断高尿酸血症是由于尿酸生成过多还是尿酸排泄减少

身体各项指标的测量结果

单位/指标	记录周期														
	1	2	3	4	5	6	7	8	9	10	11	12	13	14	15
请填写 **体重记录**															
千克															
请填写 **BMI计算结果**															
数值															
请勾选 **饮食记录**															
过饱															
正常															
不足															
请勾选 **运动记录**															
过量															
正常															
不足															
请勾选 **情绪记录**															
开心															
正常															
忧伤															

注：BMI是体重指数。BMI（kg/m^2）=体重（kg）/[身高（m）×身高（m）]，成年人BMI的正常值在18.5～23.9之间，BMI<18.5是偏瘦，24≤BMI<28是偏胖，28≤BMI≤32是肥胖，BMI>32是过度肥胖。

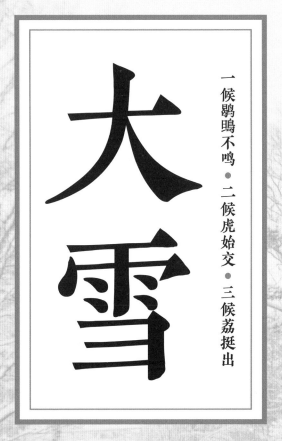

大雪

一候鶡鴠不鳴 · 二候虎始交 · 三候荔挺出

鶡鴠不鳴 鶡鴠，生性好斗，经常在夜里鸣叫，冬季时羽毛脱落。大雪过后，鶡鴠停止了鸣叫。

虎始交 老虎，大型猫科动物，毛色浅黄或棕黄色，有黑色横纹，四肢健壮有力，尾粗长，具黑色环纹，发情交配期一般在11月至翌年2月。古人认为，大雪之后阴气由盛转衰，阳气开始萌动，老虎感受到阳气开始交配。

荔挺出 荔挺，一种兰草，形状像蒲草但是比其小一些，花没有香味，根部捆扎成一束可做刷子。大雪之后，荔挺开始萌发，长出新芽。

大雪一般在每年公历12月6日、7日或8日，是直接反映降水的节气。《月令七十二候集解》说："大雪，十一月节。大者，盛也。至此而雪盛也。"到了这个时段，雪往往下得大，范围也广，故名大雪。这时我国大部分地区的最低温度都降到了0℃或以下，除华南和云南南部无冬区外，我国辽阔的大地上都已披上了冬日盛装。黄河流域的地面渐渐有了积雪，而在更北的地方，则已是"千里冰封，万里雪飘"的北国风光了。

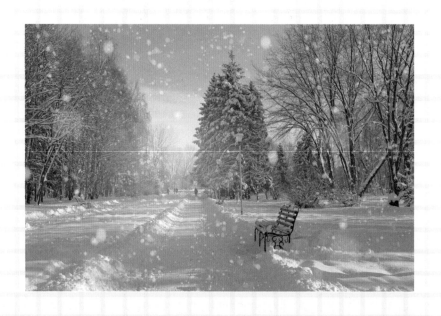

大雪时节，仍然宜遵照冬三月养藏之法的"早卧晚起"，早睡以蓄养阳气，晚起以养阴固精。由于阳气进一步闭藏，气候寒冷，重点需注意关节的保暖。关节附近多是肌腱、韧带等血管分布较少的组织，因此极易受凉感

寒，致使关节僵硬、气血凝滞、经络不畅，常常出现关节酸胀、疼痛等不适症状。所以，除了要增添防寒的衣服外，出门时还

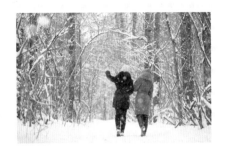

应围上围巾以保护颈肩，戴上护膝以保护腿部。在寒冷的冬季，一定要保持稳定的情绪，避免精神紧张和过度兴奋。同时生活起居要有规律，晴朗的天气下，可适度参加户外活动。

【疾病认知】

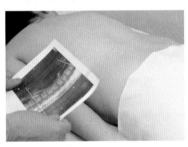

什么是腰椎间盘突出症

腰椎间盘突出症是骨科常见的疾病之一，主要是由于腰椎间盘各部分（髓核、纤维环及软骨板），尤其是髓核，存在不同程度的退行性改变后，在年龄增长、劳损或外力的作用下，椎间盘的纤维环破裂，髓核从破裂之处突出（或脱出）于后方或椎管内，导致相邻的组织如脊神经根、脊髓、马尾等遭受化学刺激或物理性压迫，进而表现出腰痛、下肢疼痛、下肢麻木，甚至大小便失禁、双下肢不全性瘫痪等一系列神经症状。腰椎间盘突出症在腰椎各个节段均可发生，但绝大多数涉及腰4~腰5、腰5~骶1两个椎间隙。

腰椎间盘突出症的中医认识

腰椎间盘突出症是西医的病理诊断病名，中医没有这一具体病名，从其发病特点及临床表现来看，可归属于"腰腿

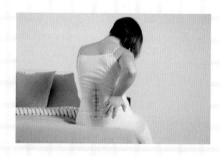

痛""腰腿连膝""腰痛""痹证"等范畴。本病病位在腰部筋骨，为本虚标实之证，其本为肾气亏虚，筋骨受损，属虚；其标为经络阻滞，属实。患者多因旋扭、闪挫致使腰部气血瘀滞、络脉筋膜挛急而导致腰痛；诸脉络受阻，气血滞涩经络，经筋失制，拘挛而为腿痛；或因平素体虚，暴遇风寒雨湿，阻于经络筋膜而致衍发疼痛拘挛诸症。《黄帝内经》指出："腰者肾之府，转摇不能，肾将惫矣。"又如巢元方所说："肾气不足受风邪之所为也，劳伤则肾虚，虚则受于风冷，风冷与正气交争，故腰腿痛。"久则筋肌失荣，痿软麻木。因此，腰椎间盘突出症的发病原因是肝肾不足、风寒湿邪侵入、反复过劳或跌仆损伤等。

推拿手法治疗腰椎间盘突出症

1.按摩法：患者俯卧，医者用两手拇指或掌部自肩向下按摩脊柱两侧膀胱经，至患肢承扶处改用揉捏，下抵殷门、委中、承山，反复数次。

2.推压法：医者两手交叉，右手在上，左手在下，手掌向下用力推压脊柱，从胸椎至骶椎，反复数次。

3.滚法：医者以滚法作用于患者背、腰及臀腿部，着重于患者腰侧，调理、松解肌肉。

4.俯卧拔腿法：医者一手按患者腰部，另一手托住患者两腿或单腿，使其下肢尽力后伸。两手相对用力，可听到一声弹响。可做1~2次。

5.牵引按压法：患者俯卧，一助手于床头抱住患者肩部，另一助手拉患者两踝，对抗牵引数分钟。术后用拇指或掌根按压痛点，按压时由轻到重，使腰后伸，椎间隙进一步增宽，回纳突出的椎间盘。

6.旋转复位法：患者端坐于方凳上，两足分开与肩等宽。以患侧是右侧为例，助手面对患者，两腿夹持固定患者左腿。医者立于患者身后，右手经患者腋下绕至颈部，左拇指顶推偏歪的腰椎棘突右侧，右手压患者颈部，使其腰部前屈60~90度，再向右旋转。左拇指同时发力向左推顶，可闻及或感觉椎体轻微错动弹响。

7.牵抖法：患者俯卧，两手抓住床头。医者双手握住患者两踝，用力牵抖并上下抖动下肢，带动腰部，再按摩下腰部。

8.滚摇法：患者仰卧，双髋双膝屈曲。医者一手扶患者两踝，另一手扶患者双膝，将腰部旋转滚动1~2分钟。

【应时而食】

大雪是进补的最佳时节，民间素有"冬天进补，开春打虎"的说法。要根据地域、天气吃不同的食物。南方地区不太冷的地方适合用鸭、鱼温补，北方气候寒冷，可以用羊肉、牛肉补充身体元气，增加御寒能力。但进补也要有所讲究，注意适度原则，不可太过，不可不及。应多吃富含蛋白质、维生素和易于消化的食物，如萝卜、胡萝卜、茄子、山药等。栗子、核桃仁、枸杞子、黑豆、黑芝麻、葡萄干等具有健脾固肾、温补助阳的作用，也适合此时食用。不宜食用性寒的食品，如绿豆芽、金银花、螃蟹等。

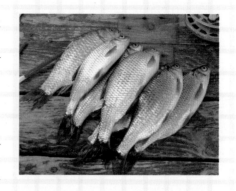

【药膳厨房】

羊肉萝卜汤

原料：白萝卜500克，羊肉250克，姜片、料酒、盐各适量。

做法：白萝卜、羊肉洗净，切块备用；锅内放入适量清水，将羊肉块下入锅中，开锅后5~6分钟捞出羊肉，水倒掉，重新换水，烧开后放入羊肉、姜片、料酒、盐，炖至六成熟，将白萝卜块下入锅中煮至熟。

功效：益气补虚，温中暖下。对腰膝酸软、困倦乏力、肾虚阳痿、脾胃虚寒者更为适宜。

类风湿性关节炎检查结果

项目	检查数值	正常值	临床意义
C反应蛋白（CRP）		< 8.2mg/L	CRP对判断炎症程度和治疗效果有较大意义。类风湿性关节炎活动期，C反应蛋白可升高，升高率达70%~80%，经治疗病情缓解，C反应蛋白则下降
类风湿因子（RF）		< 20U/mL	RF是类风湿性关节炎的诊断标准之一，但并不具有特异性，健康人群亦有5%为阳性，因此需结合临床表现综合考虑
血沉		< 20mm/h	80%左右的类风湿性关节炎患者，在活动期血沉增快。患者病情恢复时，血沉下降
抗链球菌溶血素"O"（抗O或ASO）		< 200IU/ml	类风湿性关节炎抗O一般不高，但90%的活动性风湿性关节炎抗O价效增高，常用于两者急性炎症期的鉴别诊断

痛风检查项目

项目	检查数值	正常值	临床意义
血尿酸（UA）		男性：150~380 μmol/L 女性：100~300 μmol/L	一般来说，血尿酸值越高，持续时间越长，痛风发作的可能性越大。血尿酸值与临床症状严重程度不一定成正比，血中尿酸水平的高低，与所患的痛风严重程度未必是一致的
尿尿酸（UUA）		1.5~3.57mmol/24h	尿尿酸反映肾小管对尿酸的重吸收和分泌功能，临床上用于判断高尿酸血症是由于尿酸生成过多还是尿酸排泄减少

请记录
身体各项指标的测量结果

单位/指标	记录周期														
	1	2	3	4	5	6	7	8	9	10	11	12	13	14	15
请填写 **体 重 记 录**															
千克															
请填写 **BMI计算结果**															
数值															
请勾选 **饮 食 记 录**															
过饱															
正常															
不足															
请勾选 **运 动 记 录**															
过量															
正常															
不足															
请勾选 **情 绪 记 录**															
开心															
正常															
忧伤															

注：BMI是体重指数。BMI（kg/m^2）=体重（kg）/[身高（m）×身高（m）]，成年人BMI的正常值在18.5～23.9之间，BMI<18.5是偏瘦，24≤BMI<28是偏胖，28≤BMI≤32是肥胖，BMI>32是过度肥胖。

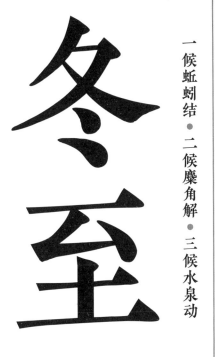

冬至

一候蚯蚓结 • 二候麋角解 • 三候水泉动

蚯蚓结 蚯蚓俗称地龙，在夏至时钻出土壤。古人认为蚯蚓是阴曲阳伸的动物，冬至时阳气虽已增长，但阴气仍然十分强盛，土壤中的蚯蚓仍然蜷缩着身体。

麋角解 麋即麋鹿，因其头像马、角像鹿、蹄像牛、尾巴像驴而得名"四不像"。古人认为麋鹿的角朝后生，属性为阴，因冬至阳气微升，麋鹿感受阴气减退而解角。

水泉动 古人认为冬至以后阳气萌发，因此井水开始上涌。冬至后日照时间延长，山中泉水开始流动。

冬至一般在每年公历12月21日、22日或23日，是反映太阳光直射运动的节气。《月令七十二候集解》载："十一月中。

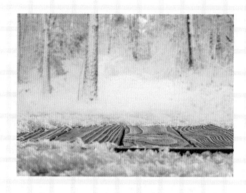

终藏之气至此而极也。"冬至就是冬藏之气到了极点。这一天太阳直射地面的位置到达一年的最南端，北半球的白昼达到最短，且越往北白昼越短。冬至以后北半球白昼渐长，但气温持续下降，进入了真正的严寒天气，民间由此开始"数九"计算寒天。

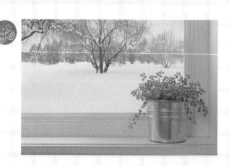

冬至之后，睡眠时间也需要根据季节调整，最好是早睡晚起，等到天亮再起床。冬季运动应以静态运动为主，避免高强度运动，否则会使阴津和阳气丢失，不利于闭藏，还容易感受风邪。人们可选择散步、慢跑、太极拳等方式运动，运动强度以微微出汗为佳。运动时，要选择在向阳的地方进行，如操场、运动场等，早上运动不宜过早，要等日出后运动，方能躲避严寒，涵养人体阴气。遇到空气质量差、浓雾遮云的天气，可改在室内进行。

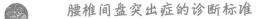

腰椎间盘突出症的诊断标准

1.多见于20~40岁的青壮年，常有腰部外伤、慢性劳损或受寒湿史。

2.腰腿痛反复发作，疼痛剧烈，沿坐骨神经走行的方向放射，咳嗽、打喷嚏、大小便用力等腹压增高时疼痛加重，卧床休息可减轻。

3.腰椎侧弯、僵直，腰椎生理弧度消失或变小，病变部位椎旁有压痛、叩击痛并向下肢放射，腰椎活动受限。

4.直腿抬高试验及加强试验阳性，股神经牵拉试验阳性，膝、跟腱反射减弱或消失，足部拇指背伸肌力减弱。

5.下肢受累神经支配区有感觉过敏或迟钝，病程长者可出现肌肉萎缩。

6.X线摄片检查显示脊柱侧弯，腰椎生理前凸消失，病变椎间隙可能变窄，相邻椎体边缘可有骨赘增生。CT检查可显示椎间盘突出的部位及程度。

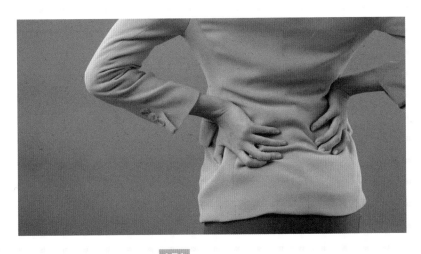

腰椎间盘突出症的中医辨证分型及用药

1.寒湿痹阻型：腰痛重着，痛连臀部，转侧不利，全身发冷，遇阴雨天加重，卧床休息也不能明显减轻疼痛。可用温经散寒的药物治疗，如独活寄生汤等。

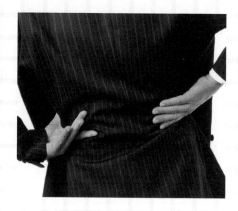

2.湿热蕴结型：腰部疼痛，双下肢发软，疼痛的部位发热，遇到热天症状加重，活动后疼痛能减轻，还有怕热、口渴的感觉，小便短赤。可用清热祛湿的药物治疗，如大秦艽汤。

3.气滞血瘀型：有腰部外伤史，腰痛像针扎一样，痛处固定，白天轻晚上重，手足僵硬，翻身不便，疼痛部位怕摸、怕按。可用活血化瘀的药物治疗，如身痛逐瘀汤。

4.肝肾亏虚型：腰部酸软，喜揉喜按，腰痛反复发作，遇劳则甚，双膝无力，劳累后加重，卧床休息后逐渐减轻。阳虚则手足不温，腰背少腹冷痛，少气乏力，舌淡，脉沉细；阴虚则五心烦热，口干咽燥，失眠，健忘，耳鸣，舌嫩红，脉弦细数。偏阴型用左归丸、六味地黄丸；偏阳型需用右归丸。

【中医调治】

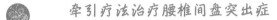
牵引疗法治疗腰椎间盘突出症

牵引可以缓解腰部肌肉的痉挛，利于充血、水肿的吸收和消退，扩大腰椎间隙和椎间孔，拉紧腰椎后侧的韧带，降低突出间盘的内压，可产生负压吸引作用，以利于突出髓核的还纳，从而减轻对神经根的挤压。

1.手法牵引：患者取卧位，助手固定患者双肩，医者握患者踝部，身体后靠，对躯干施加牵引力，使嵌顿的滑膜或小的突出的椎间盘得以复位，达到治疗的目的。

2.悬吊牵引：此法适用于青壮年患者。患者自行攀抓单杠、门框使身体悬空，利用自身的重量进行牵引。年轻患者还可以在脚踝绑缚沙袋或重物，以增加牵引重量。注意牵引时身体尽量放松，以保证牵引效果。

3.牵引床牵引：牵引床有自控脉冲牵引治疗床、三维立体牵引床、普通牵引床等，都可通过牵引造成负压，促使椎间盘还纳和缓解痉挛。患者仰卧于牵引床上，在骼部骨盆处系一较宽的骨盆带，骨盆带两侧多系宽带固定于牵引床一端，再用一胸廓带将上身固定于牵引床另一端，启动电按钮（或手动操作），进行牵引。牵引重量每侧以5~10千克为宜，可酌情增加。

【应时而食】

冬至节气进补，首先在饮食方面宜多样化，要注意谷、肉、果、菜等食物品种的合理搭配。其次是辨证施补，缺什么补什么，但饮食宜清淡，不

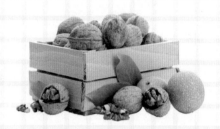

宜过食辛辣、燥热、肥腻的食物。最后"宜食坚果"，因为坚果性质偏温热，在其他季节吃容易上火，而冬至时天气较冷，多数人吃后不存在这个弊端。坚果大多有补肾益精、强体御寒的作用，而冬季对应的是肾脏，因此冬季适当多吃一些核桃、栗子、榛子、杏仁、白果等坚果，对身体很有好处。

【药膳厨房】

补肾养藏汤

原料：生栗子仁6个，生核桃仁6个，枸杞子一小把，陈皮半个，糖适量。

做法：生栗子仁、生核桃仁、枸杞子、陈皮洗净后一起下锅加水煮开后，再煮20～40分钟，然后起锅。最后在汤中加少量糖（最好是红糖）调味，喝汤，将煮熟的栗子仁、核桃仁和枸杞子吃掉。

功效：补肾润肺健脾，滋阴补气温阳，久喝可强筋壮骨。

类风湿性关节炎检查结果

项目	检查数值	正常值	临床意义
C反应蛋白（CRP）		<8.2mg/L	CRP对判断炎症程度和治疗效果有较大意义。类风湿性关节炎活动期，C反应蛋白可升高，升高率达70%~80%，经治疗病情缓解，C反应蛋白则下降
类风湿因子（RF）		<20U/mL	RF是类风湿性关节炎的诊断标准之一，但并不具有特异性，健康人群亦有5%为阳性，因此需结合临床表现综合考虑
血沉		<20mm/h	80%左右的类风湿性关节炎患者，在活动期血沉增快。患者病情恢复时，血沉下降
抗链球菌溶血素"O"（抗O或ASO）		<200IU/ml	类风湿性关节炎抗O一般不高，但90%的活动性风湿性关节炎抗O价效增高，常用于两者急性炎症期的鉴别诊断

痛风检查项目

项目	检查数值	正常值	临床意义
血尿酸（UA）		男性：150~380 μmol/L 女性：100~300 μmol/L	一般来说，血尿酸值越高，持续时间越长，痛风发作的可能性越大。血尿酸值与临床症状严重程度不一定成正比，血中尿酸水平的高低，与所患的痛风严重程度未必是一致的
尿尿酸（UUA）		1.5~3.57mmol/24h	尿尿酸反映肾小管对尿酸的重吸收和分泌功能，临床上用于判断高尿酸血症是由于尿酸生成过多还是尿酸排泄减少

身体各项指标的测量结果

单位/指标	记录周期														
	1	2	3	4	5	6	7	8	9	10	11	12	13	14	15
请填写 **体 重 记 录**															
千克															
请填写 **BMI计算结果**															
数值															
请勾选 **饮 食 记 录**															
过饱															
正常															
不足															
请勾选 **运 动 记 录**															
过量															
正常															
不足															
请勾选 **情 绪 记 录**															
开心															
正常															
忧伤															

注：BMI是体重指数。BMI（kg/m^2）=体重（kg）/[身高（m）×身高（m）]，成年人BMI的正常值在18.5～23.9之间，BMI<18.5是偏瘦，24≤BMI<28是偏胖，28≤BMI≤32是肥胖，BMI>32是过度肥胖。

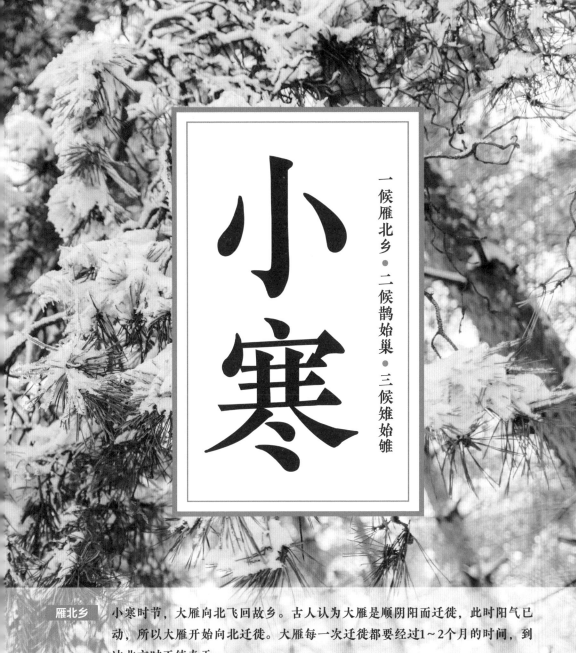

小寒

一候雁北乡 · 二候鹊始巢 · 三候雉始雊

雁北乡 小寒时节，大雁向北飞回故乡。古人认为大雁是顺阴阳而迁徙，此时阳气已动，所以大雁开始向北迁徙。大雁每一次迁徙都要经过1~2个月的时间，到达北方时正值春天。

鹊始巢 鹊指喜鹊，一种益鸟，雌雄羽色相似，头、颈、背至尾部均为黑色，双翅黑色，翅上有大形白斑。此时北方到处可见喜鹊在高大的乔木上筑巢。

雉始雊 雉，指野鸡；雊，为鸣叫的意思。野鸡在小寒结束时，感受到天气的变化，出现在野外并开始鸣叫。

小寒一般在每年公历1月5日、6日或7日，是表示气温冷暖变化的节气。小寒的到来，标志着一年中最寒冷的日子即将到来。

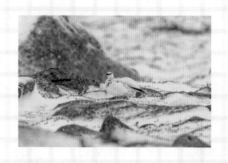

《月令七十二候集解》中记载："十二月节，月初寒尚小，故云。月半则大矣。"意思是天气已经很冷，但是尚未冷到极点，因此称为"小寒"。小寒时节，黑龙江、内蒙古和新疆北部的地区及藏北高原，都是滴水成冰的严冬景象。南方地区虽然田野里仍充满生机，但也时常有冷空气南下，对农作物造成一定危害。

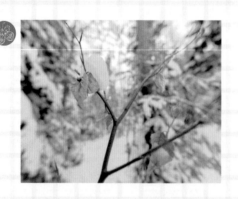

小寒节气生活起居养生应遵循《黄帝内经》"早卧晚起，必待日光"的原则，早卧可以敛养人体的阳气，晚起可以涵养人体的阴气，使人体体内的阴阳维持平衡协调。由于小寒时节人体阳气始生，比较微弱，因此早晨出门或晨练不宜过早，同时也要尽量减少晚间外出活动次数，以免损伤阳气。小寒时节是一年之中最冷的节气之一，所以此时着装应以保暖为第一要务，尤其要注意头颈、背部与手脚等易于受凉部位的保暖。外出时，要戴上帽子、手套，围上围巾，在家里要穿背心、棉拖鞋，每天坚持用温热水洗脚、按摩脚底涌泉穴位，保温御寒、温阳散寒。

腰椎间盘突出症的治疗手段

腰椎间盘突出症一旦确诊，就需积极进行治疗。治疗的目的是解除突出的椎间盘对附近软组织、神经根鞘及硬脊膜的

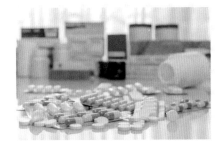

压迫和刺激。治疗时，要根据患者病程、突出部位、病情的严重程度选用合适的治疗方法。

1.非手术治疗

也称保守治疗，常用的方法有药物治疗、牵引治疗、手法治疗、物理治疗、针灸治疗、封闭治疗、髓核溶解治疗等，甚至单纯的睡卧硬板床休息、减少刺激、避免受寒和潮湿也是一种传统而有效的治疗方法。

2.手术治疗

手术治疗适用于病程较长、症状持续半年以上或多次反复发作、有马尾受压的症状和体征等，经非手术治疗无效或效果不显著且症状严重及痛苦较大的患者。腰椎间盘突出症的手术方法已经较为成熟，主要分前路和后路两种。其中，后路手术根据进入椎管的方法不同又分为全椎

板切除、半椎板切除和开窗等。随着医疗器械的发展，近年来开展的一些有限手术治疗腰椎间盘突出症也取得了一定疗效，如经皮腰椎间盘切吸术等。

治疗腰椎间盘突出症的验方

1.独活党参汤

组成：独活、党参、续断、菟丝、桂枝、仙茅、淫羊藿、狗脊、黑芝麻各12克，桑寄生、鸡血藤、黄芪、青风藤各20克，白芍、甘草各10克。

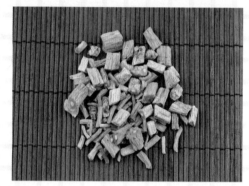

用法用量：每日1剂，水煎服。

功效：益肝肾，祛风湿，壮筋骨，除痹痛。用于腰椎间盘突出症，特别是对病程较长者效果较好。

2.地龙舒腰汤

组成：地龙、川芎、秦艽、赤芍、当归、威灵仙、川牛膝各9克，麻黄3克，陈皮6克，三七末4克（将上述药材水煎后冲服）。

用法用量：水煎，每日1剂，分2～3次温服，14剂为1个疗程。

功效：祛风散寒，活血化瘀，通络止痛。适用于腰椎间盘突出症。

3.祛痛逐瘀汤

组成：丹参20克，桑寄生、黄芪、续断、狗脊与地龙各12克，当归、川芎、赤芍各10克，香附、茯苓、元胡、肉桂各9克，甘草6克。

用法用量：每日1剂，以水煎服，分早、晚两次服用。

功效：活血化瘀、温经止痛。适用于腰椎间盘突出症。

腰椎间盘突出症患者自我功能锻炼

腰椎间盘突出症患者应积极进行自我功能锻炼，以提高腰背肌肉张力，改变和纠正异常力线，增强韧带弹性，活动椎间关节，维持脊柱正常形态。

1.五点支撑法：取仰卧位，用头、双肘及双足跟着床，使臀部离床，腹部前凸如拱桥，稍倾放下，重复进行。

2.三点支撑法：在前法锻炼的基础上，待腰背稍有力量后改为三点支撑法。取仰卧位，双手抱头，用头和双足跟支撑身体抬起臀部。

3.飞燕式：取俯卧位，双手后伸至臀部，以腹部为支撑点，胸部和双下肢同时抬起离床，如飞燕，然后放松。

腰部功能锻炼应在腰围保护下尽早开始，一般在症状基本缓解或于复位手法后第3天开始进行为宜。

【应时而食】

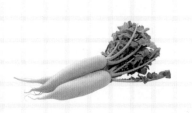

"三九补一冬，来年无病痛。"民间的这一俗语，说明了此时合理进补的重要性，合理进补不但能及时补充气血津液抵御严寒侵袭，而且能使来年少生病，身体强壮，达到事半功倍的养生目的。进补时应食补、药补相结合，以温补为宜。调养食物有白萝卜、白菜、羊肉、狗肉、猪肉、鸡肉、鱼、虾、核桃、大枣、桂圆、芝麻、山药、莲子、百合、栗子、牛奶等。

【药膳厨房】

腊八粥

原料：大米、糯米、玉米糁、燕麦片、黏高粱米、荞麦、绿豆、红花芸豆、核桃仁、葡萄干、豌豆粒、菱角米各20克，花生米、水发莲子、鹰嘴豆各30克，桂圆干15克，栗子80克，黏玉米粒60克，大枣8枚，水发枸杞子10克，冰糖适量。

做法：将上述原料（不必求全）放入盆里，加入清水浸泡2小时。浸泡好后倒入锅里，加入食材5倍的水量，大火煮开后转小火煮1小时，最后放入冰糖调味即可。

功效：这些食物均为甘温之品，可调脾胃、补中益气、补气养血、生津止渴。

类风湿性关节炎检查结果

项目	检查数值	正常值	临床意义
C反应蛋白（CRP）		<8.2mg/L	CRP对判断炎症程度和治疗效果有较大意义。类风湿性关节炎活动期，C反应蛋白可升高，升高率达70%~80%，经治疗病情缓解，C反应蛋白则下降
类风湿因子（RF）		<20U/mL	RF是类风湿性关节炎的诊断标准之一，但并不具有特异性，健康人群亦有5%为阳性，因此需结合临床表现综合考虑
血沉		<20mm/h	80%左右的类风湿性关节炎患者，在活动期血沉增快。患者病情恢复时，血沉下降
抗链球菌溶血素"O"（抗O或ASO）		<200IU/ml	类风湿性关节炎抗O一般不高，但90%的活动性风湿性关节炎抗O价效增高，常用于两者急性炎症期的鉴别诊断

痛风检查项目

项目	检查数值	正常值	临床意义
血尿酸（UA）		男性：150~380 µmol/L 女性：100~300 µmol/L	一般来说，血尿酸值越高，持续时间越长，痛风发作的可能性越大。血尿酸值与临床症状严重程度不一定成正比，血中尿酸水平的高低，与所患的痛风严重程度未必是一致的
尿尿酸（UUA）		1.5~3.57mmol/24h	尿尿酸反映肾小管对尿酸的重吸收和分泌功能，临床上用于判断高尿酸血症是由于尿酸生成过多还是尿酸排泄减少

请记录
身体各项指标的测量结果

单位/指标	记录周期														
	1	2	3	4	5	6	7	8	9	10	11	12	13	14	15
请填写 **体 重 记 录**															
千克															
请填写 **BMI 计 算 结 果**															
数值															
请勾选 **饮 食 记 录**															
过饱															
正常															
不足															
请勾选 **运 动 记 录**															
过量															
正常															
不足															
请勾选 **情 绪 记 录**															
开心															
正常															
忧伤															

注：BMI是体重指数。BMI（kg/m²）=体重（kg）/[身高（m）×身高（m）]，成年人BMI的正常值在18.5～23.9之间，BMI<18.5是偏瘦，24≤BMI<28是偏胖，28≤BMI≤32是肥胖，BMI>32是过度肥胖。

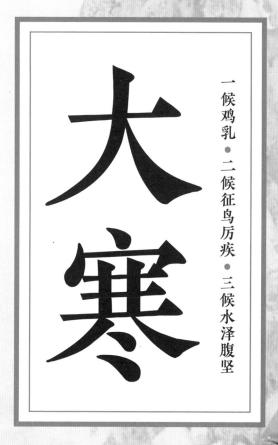

大寒

一候鸡乳 ● 二候征鸟厉疾 ● 三候水泽腹坚

鸡乳 鸡是家禽的一种，家鸡由野生的原鸡驯化而来，已有4000多年的历史，鸡的种类有火鸡、乌鸡、野鸡等。大寒时节，母鸡开始孵化小鸡。

征鸟厉疾 征鸟，指鹰隼等猛禽；厉疾，迅速而猛烈。大寒之后，鹰隼正处于捕食能力极强的状态，在空中盘旋寻找猎物，抓紧补充能量，以抵御冬季的严寒。

水泽腹坚 水泽，指江河湖泊等水域；腹，即中部、中央；坚，即坚硬、坚固。大寒之后，天气依旧寒冷，太阳照射带来的能量不足以融化坚冰，水域中央已经结冰，而且很坚固。

大寒一般在每年公历1月20日或21日，是表示气温冷暖变化的节气。《月令七十二候集解》："十二月中，解见前（小寒）。"大寒和小寒一样，是我国大部地区一年中最冷的时期之一，特点是降水稀少、气候比较干燥，常有寒潮、大风天气，呈现出冰天雪地、天寒地冻的严寒景象。但寒冬过后便是春天，故俗语云："大寒到顶点，日后天渐暖。"过了大寒，又将迎来新的一年。

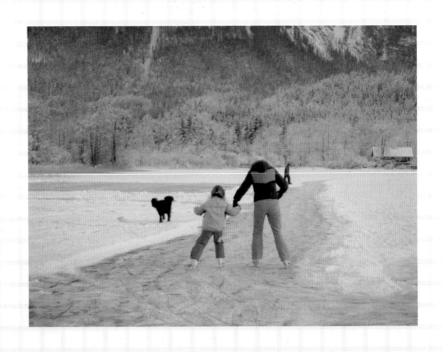

俗话说："大寒天寒，防风御寒。"冬季的空气污染最为严重，人们外出一定要穿外套，戴口罩、帽子、围巾，室内早晚要通风换气，保持一定湿度。天气好时人们应多晒太阳以防抑郁。人们在大寒节气要控制自己的精神活动，保持精神安静，把神藏于内而不要暴露于外，这样才有利于安度冬季。从中医观点看，秋冬就得养阴收纳阳气，到了寒冬季节，更得重视阳气的收藏。

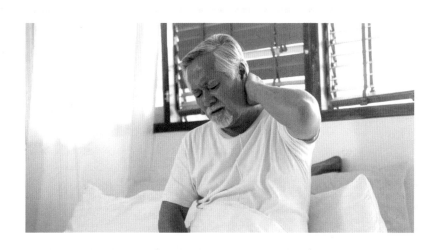

【疾病认知】

腰椎间盘突出症的预防

1.加强锻炼，提高身体素质，尤其要加强腰背肌的功能训练。

2.保持腰椎的正确姿势，注意日常生活中站姿、坐姿、劳动姿势以及睡眠姿势的合理性，还要注意随时调整体位，不可久坐，避免长时间弯腰，防止腰部过度疲劳。

3.注意腰部的保暖，避免受凉受潮。

4.从事体力劳动时，不要过于用力。

5.已患腰椎间盘突出症的患者，应在医师指导下佩戴腰围，限制腰部活动，避免病情加重或复发，卧床后可解掉腰围。

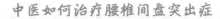
中医如何治疗腰椎间盘突出症

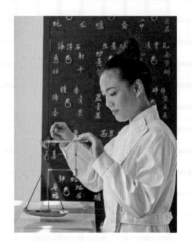

中医对腰椎间盘突出症的治疗方法繁多，从古至今，积累了丰富的临床经验。中医强调临床必须针对腰椎间盘突出症的不同类型、年龄、发病的轻重缓急以及证候特点，以辨证施治原则为指导，手法推拿和必要的牵引、局部封闭、针灸理疗相结合，医师治疗与患者自我康复、功能锻炼密切配合的方法治疗。

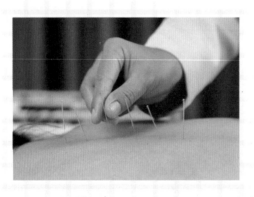

中医治疗本病，并不局限于一方一法，而是强调综合治疗。症状轻者可做药物、针灸等治疗，症状重者可做推拿、牵引、封闭等治疗。一般来说，发病年龄较轻、发作次数不多、病程较短、症状较轻、X线影像示腰椎退变轻微、无腰椎狭窄等征象者或不能耐受手术者适合中医治疗。随着对本病认识的逐步深入，现代中医认为，经中医治疗无效者，可考虑手术治疗。

【中医调治】

中药离子导入法治疗腰椎间盘突出症

组成：桃仁、干姜、防风、伸筋草、透骨草、杜仲、乳香、赤芍、红花、桑寄生、威灵仙、没药、鸡血藤各50克。

方法：将上药放入瓦罐内，加水10升，煎至4升，将药液倒出，加入陈醋1升，装瓶备用。将纱布垫放入药液中浸湿，稍拧干，敷贴于下腰部，连接于骨质增生治疗仪正极，负极用同样的方法放于臀部或小腿疼痛明显之处，开启电疗仪，调节至患者能耐受为度，持续30分钟。每天1次，10天为1个疗程。

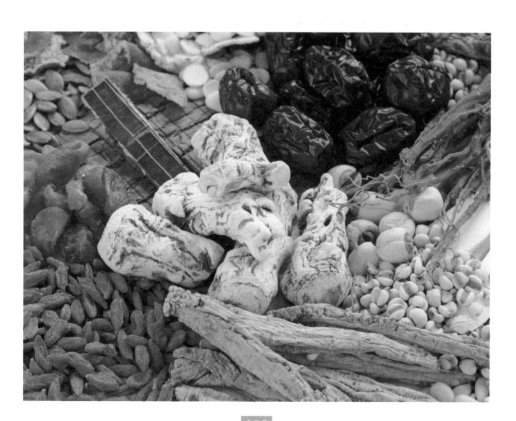

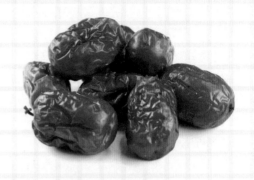

【应时而食】

大寒与立春相交接，饮食应顺应节气。大寒进补的食物量应逐渐减少，宜常食发散的食物以防风寒，并适应春天万物生发，如萝卜、生姜、大葱、辣椒、紫苏叶、桂皮等。宜食温热性食物，味道可适当浓一些，热量也就充足一些，如羊肉、鸡肉、鸭肉、狗肉、大枣、龙眼、芝麻等。忌黏、硬、生冷的食物，少吃海鲜和冷饮。

【药膳厨房】

黄芪党参炖羊肉

原料：羊腿肉500克，黄芪、党参、生姜片各25克，大枣10枚，盐适量。

做法：羊腿肉切成5大块，放入沸水锅焯3分钟，捞起用清水冲洗；放入炖锅内，将生姜片铺在羊肉块上；大枣洗净去核，与黄芪、党参同入炖锅内，加沸水250毫升，加盖隔水用小火炖1小时，食用时用盐调味即可。

功效：党参有补中益气、养血安神之功，羊肉温补，黄芪可补气血、祛风寒、活血脉，黄芪党参炖羊肉是畏寒者、脾胃虚弱者最合适的滋补品。

类风湿性关节炎检查结果

项目	检查数值	正常值	临床意义
C反应蛋白（CRP）		<8.2mg/L	CRP对判断炎症程度和治疗效果有较大意义。类风湿性关节炎活动期，C反应蛋白可升高，升高率达70%~80%，经治疗病情缓解，C反应蛋白则下降
类风湿因子（RF）		<20U/mL	RF是类风湿性关节炎的诊断标准之一，但并不具有特异性，健康人群亦有5%为阳性，因此需结合临床表现综合考虑
血沉		<20mm/h	80%左右的类风湿性关节炎患者，在活动期血沉增快。患者病情恢复时，血沉下降
抗链球菌溶血素"O"（抗O或ASO）		<200IU/ml	类风湿性关节炎抗O一般不高，但90%的活动性风湿性关节炎抗O价效增高，常用于两者急性炎症期的鉴别诊断

痛风检查项目

项目	检查数值	正常值	临床意义
血尿酸（UA）		男性：150~380 μmol/L 女性：100~300 μmol/L	一般来说，血尿酸值越高，持续时间越长，痛风发作的可能性越大。血尿酸值与临床症状严重程度不一定成正比，血中尿酸水平的高低，与所患的痛风严重程度未必是一致的
尿尿酸（UUA）		1.5~3.57mmol/24h	尿尿酸反映肾小管对尿酸的重吸收和分泌功能，临床上用于判断高尿酸血症是由于尿酸生成过多还是尿酸排泄减少

身体各项指标的测量结果

单位/指标	记录周期														
	1	2	3	4	5	6	7	8	9	10	11	12	13	14	15
请填写 **体 重 记 录**															
千克															
请填写 **BMI计算结果**															
数值															
请勾选 **饮 食 记 录**															
过饱															
正常															
不足															
请勾选 **运 动 记 录**															
过量															
正常															
不足															
请勾选 **情 绪 记 录**															
开心															
正常															
忧伤															

注：BMI是体重指数。BMI（kg/m^2）=体重（kg）/[身高（m）×身高（m）]，成年人BMI的正常值在18.5～23.9之间，BMI<18.5是偏瘦，24≤BMI<28是偏胖，28≤BMI≤32是肥胖，BMI>32是过度肥胖。